옥시토신의 힘

옥시토신의 힘

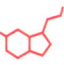

이시형 지음

프롤로그

격정의 세월이었다. 지난 반세기 오직 목표를 향해 달려온 세월이었다. 덕분에 우리는 세계가 놀랄 기적을 만들어냈다. 이윽고 경제도 세계 10위권으로 껑충 뛰어올랐다.

앞만 보고 달리느라 부작용이 없을 리 없었다. 워낙 후발주자라 미처 준비할 시간도 없이 우리는 일단 뛰고, 그리고 생각할 수밖에 없었다. 무리도, 억지도 있었다. 다리가 무너지고 백화점이 무너지고 수많은 기업들이 뜨고 지곤 했다.

우리는 참으로 저돌적이었다. 공격성 호르몬이 넘치는 사회였다. 충동, 자살, 폭력……. 단연 세계 정상권이다. 절제를 잃은 사회가 되었다. 뇌과학적으로 행복 호르몬인 세로토닌 결핍 증후군이다.

이건 결코 건전한 사회가 아니다. 우리가 세로토닌 문화 운동을 펼치지 않으면 안 되었던 사연이 여기 있다.

일단 우리 국민이 정서적으로 안정이 되어야만 했다. 중학교 학생들을 위한 드럼(북) 클럽을 만들기 시작했다. 현재 220개 교 약 4천 명의 학생들이 활동하고 있다. 올해부터 '국군 장병에게 감사의 북을!' 운동도 펼치고 있다. 학생 북은 삼성생명에서, 군인 북은 후원 회원들과 여러 기업에서 후원 협찬을 해주고 있다. 북을 치면 스트레스 해소는 물론이고 정서적으로 안정이 된다. 세로토닌 문화를 생활화하는 데 결정적 계기를 만들어주고 있다.

그러나 세로토닌의 한 가지 약점이라면 이건 어디까지나 본인(개인)을 위한 것이라는 점이다. 마음이 편안, 쾌적하고 행복한 것은 그 개인의 몫이다. 물론 한 개인의 세로토닌적 삶의 실천은 주위에도 그 파장이 확산될 수 있다.

옥시토신은 개인 차원을 넘어, 이건 사랑의 호르몬이다. 애정에는 상대가 있어야 한다. 행복을 넘어 사랑으로! 이게 내가 옥시토신에 대한 글을 쓰게 된 배경이다.

우리는 그간 행복 씨앗 세로토닌을 뿌려 왔고, 이제 사랑의 열매가 결실을 맺는 차례가 온 것이다. 진작 했어야 할 사랑의 운동이 이제야 시작되는 건 사랑을 위해선 무엇보다 마음이 편안하고 행복이 넘쳐야 하기 때문이다. 정서적으로 불안하거나 화난 사람은 사랑의 감정이 움트지 않는다. 우린 그간 너무 격정적인 생활이었기에 일단 정서적 안정을 위한 세로토닌 운동이 선행되지 않으면 안 되었다. 좀 늦은 감이 없지 않지만 우린 이제 사랑을 이야기하지 않으면 안 될 시점에 온 것 같다. 게다가 옥시토신에 대한 연구 논문이 최근에서야 뇌과학계에서 나오기 시작한 것도 한 원인이다. 앞으로 자세한 이야기가 나오겠지만 세로토닌, 옥시토신은 닮은 데가 많다. 상호보완적이다.

본서가 나오기까지 그간 세로토닌 문화 운동에 참여해주신 모든 분들의 정성이 있었다. 행복의 씨앗을 뿌린 그 터전 위에 이제 사랑의 열매가 결실을 보게 된 것이다. 『세로토닌의 힘』 자매지로 이 책이 출간된 배경이다. 세로토닌 도장에서 직접 지도해주신 아리타 교수에게 감사를 드리지 않을 수 없다. 일본까지 동행, 여러 가지 좋은 의견을 내어주신 세로토닌문화 이호순 이사장

께도 감사드린다.

그간 선마을에서의 세로토닌 캠프는 이 책의 상당한 부분을 차지하고 있다. 그곳에서의 경험을 선행 연구자들의 보고서와 대조해가면서 쓴 게 본서의 내용이다. 선마을과 세로토닌문화 스태프 여러분의 노고를 잊을 수 없다. 특히 지난 10년 선마을의 설립 이념을 잘 지켜주신 윤재승 회장께 다시 한 번 감사와 존경을 표한다.

이시형

차례

프롤로그 —— 004

01 세로토닌을 넘어, 사랑의 비밀 —— 011
02 옥시토신이란 —— 024
03 옥시토신과 성애 —— 039
04 사회생활과 옥시토신 —— 049
05 옥시토신 방해 요인 —— 072
06 스트레스와 옥시토신 —— 087
07 건강과 옥시토신 —— 095
08 힐링과 옥시토신 —— 101
09 옥시토신 활성 기법 —— 115
10 세로토닌 – 옥시토신 생활 —— 121

에필로그 —— 132
참고 문헌 —— 135

01
세로토닌을 넘어, 사랑의 비밀

문명의 대전환점에서

"모든 문명은 반드시 붕괴의 길로 향한다." 문화인류학 이희수 교수의 단언이다. 그와 함께 문화 기행을 하면서 이를 실감했다. 이집트, 그리스, 로마, 이스탄불, 남미의 아스카 문명까지, 그 화려 융성했던 문명은 다 멸하고 이제 앙상한 유적만 남아 있다.

이기적 탐욕과 무한 경쟁을 기반으로 한 근대 문명도 예외일 수 없다. 이미 붕괴의 조짐이 보이고 있다. 환경파괴, 온난화, 기상이변, 테러, 그뿐인가. 지난 월가의 금융 사기꾼의 농간으로 세계 경제가 곤두박질쳤다. 이건 또다시 올 것이다. 이 모든 징조들은 하늘이 인류에 내린 무서운 경고이다.

현대인들은 알고 있다. 불안하다. 하지만 모른 척하고 지낸다. 예일대 립톤 교수는 현대인의 이런 부인 심리를 정신 마비Psychic Numbness라고 멋지게 꼬집었다.

대안은? 세로토닌 - 옥시토신이다. 이기적 욕심의 도파민, 경쟁 공격성의 노르아드레날린 시대를 마감하고 행복의 세로토닌, 사랑의 옥시토신이 넘치게 해야 한다.

우리는 지금 거대한 문명 대전환의 수레바퀴를 돌려야 하는 선구자요, 기수임을 잊어선 안 된다.

왜 지금 옥시토신인가

이 질문에 답하기 전에 왜 지금 세로토닌인가에 대한 논의부터 해야 한다.

근대 산업사회는 무한 경쟁시대, 오직 목표를 향해 돌격 앞으로였다. 환경 파괴는 물론이고, 개인들이 엄청난 스트레스에 시달리게 되면서 산업사회는 폭력, 범죄 등 과격한 행동으로 얼룩져왔다. 특히 후발국가로 출발한 우리 한국 사회는 지난 반세기 오직 목표 달성을 위한 돌격 작전이었다. 과속, 무리, 부정이 만연하고 사회는 증오, 불신으로 가득 차게 되었다. 피해 의식에 시달린 소시민은 가히 신경 과민증에 빠졌다. 누가 건드리기만 해도 폭발한다. 마치 성난 고슴도치가 털을 잔뜩 세운 일촉즉발의 기세다.

뉴스를 보기가 끔찍하다. 연일 보도되는 충동성, 폭력성 범죄에 국민은 불안하다. 우리는 지금 '막가는 사회' 같은 공포, 불안에 시달리고 있다. 자살, 중독, 폭력 등이 세계 정상권이다.

이 모두가 절제할 줄 모르는 데서 비롯된다. 가히 국민 전체가 '절제 결핍증'에 시달리고 있다. 뇌과학적으로 세로토닌 결핍 상태다. 이런 상태에선 건강도 보장될 수 없다. 마음이 편해야 건강도 온다. 요즈음 힐링 열풍이 부는 것도 이런 시대적 요청에서 비롯된다. 우리가 세로토닌 문화 운동을 펼치지 않으면 안 되는 소이가 여기 있다.

세로토닌 문화는 한마디로 절제節制 문화다. 절제의 사전적 의미는 '알맞게 조절함', '방종하지 아니하도록 자기 욕망을 이성으로 제어함'이다. 세로토닌의 5대 기능은 ①각성 ②마음의 안정 ③자율신경 조정 ④통각 억제 ⑤자세 유지이다. 이 모두가 절제와 조절에서 비롯된다는 건 한눈에 알 수 있다.

우리는 적당한 선에서 절충할 줄 모른다. 망하는 한

이 있어도 한번 붙으면 끝까지 간다. 절대로 져선 안 된다. 이걸 오기傲氣라고 부른다. 오기는 '남에게 지기 싫어하는 마음'으로 국어사전에 나와 있다. 누가 지길 좋아하랴. 하지만 이 점에서 우린 유별나다. 양보란 없다. 요즈음 보복 운전도 오기 발동이다. 추월당하는 것이 마치 패배라도 한 듯 발끈 성이 난다. 기어이 따라잡아야 하고 패배의 분풀이를 해야 한다. 참으로 위험한 일이다. 고속도로에 상대 차를 세우고 싸움질하다 뒤따라오는 차에 횡사를 당하기도 한다. 왜 그런 짓을 할까. 허황한 자존심 때문이다. 이런 심리 상황에선 양보나 배려가 있을 수 없다. 우리 민족의 턱없는 오기가 어떻게 생기게 되었는지 확실치는 않지만 기마 유목 민족의 혈기가 아닌가 싶다. (기마 유목 민족성에 대해서는 『세로토닌의 힘』 참조)

세로토닌 결핍의 상태

개인 차원에서 우울, 자살, 강박, 중독, 충동, 폭력, 수면 장애, 섭식 장애, 불안, 공황, 만성피로 등의 심각한 질병을 만들고 사회적인 차원에선 사회를 불안하게 만든다. 이 모든 게 절제 부족에서 오는 심각한 질병이다. 그리고 이런 문제는 곧바로 사회문제로 비화한다. 폭력 사범의 증가는 당장 사회를 불안하게 만든다.

SSRI Selective Serotonin Reuptake Inhibitor는 세로토닌을 활성화함으로써 이들 질환을 치료하는 획기적 치료제이다. 그러나 이것은 일시적 증상 호전에 그칠 뿐 근본적으로 뇌 속 세로토닌이 증가되진 않는다. 부작용 때문에 치료가 중단되는 경우도 많다. 현실적으로 거의 천만에 가까운 세로토닌 결핍 환자를 병원 치료한다는 것도 문제다.

해결은 간단하다. 평소 우리의 생활을 좀 더 과학적으로 한다면 보다 쉽게 세로토닌 증량이 되고 활성화된다. 이보다 이상적이고 경제적인 치유가 달리 있을 수 없다. 우리가 세로토닌적인 삶을 권하게 된 배경이다.

평형을 잃은 사회

세상에 어떻게 좋은 일만 있겠는가. 나쁜 일도 많다. 이게 세상이다. 문제는 지금 우리 사회에 부정적인 일들이 너무 많아 균형과 평형이 완전히 깨어지고 기울어진 상태에 있다는 것이다. 그래서 학자들의 연구 논문도 거의가 부정적인 측면에 초점이 맞추어져 있다.

모베리 조사에 의하면 '투쟁 – 도피'를 주제로 한 공

균형이 깨어진 사회

불안
공포
폭력·자살
포식·기아
스트레스

투쟁 – 도피

평화
휴식·편안
행복·안전
즐거움

행복 – 애정

격적이고 부정적인 연구 논문이 90%나 되는 반면 '행복 – 애정'을 주제로 한 긍정적 연구 논문은 겨우 10%에 지나지 않는다고 한다.

위 그림을 보라. 완전히 기울어졌다. 불행히도 나쁜 쪽으로!

최근엔 긍정적 심리로 대변되는 우측의 연구가 제법 활발해지고 있는 추세다. 다행이다. 사회도 차츰 우측으로 기울어졌으면 하는 바람이다. 최소한 균형은 잡혀야 하겠다. 우리가 세로토닌, 옥시토신 이야기를 하는 이유가 이해되었으면 좋겠다.

세로토닌의 한계

폭력이 난무하는 사회, 길을 나서기가 두렵다. 온갖 스트레스, 좌절, 실패…… 삶이 도대체 편치 않다. 그래서인지 우리 사회는 온통 힐링 열풍이다. 그러나 이건 자신을 위한 것이다. 개인 자신의 마음이 편안하고 행복하기 위함이다.

힐링이란 뇌과학적으로 뇌 속에 세로토닌 분비가 활성화된다는 뜻이다. 세로토닌은 쾌적, 편안, 행복 물질이다. 힐링을 위해선 자신의 거친 마음을 잘 조절하고 과도한 물욕, 공격성을 자제할 줄 알아야 한다. 그리고 일상이 세로토닌적이어야 한다. 이는 곧 맑고 조용하며 올바른 가치관, 나눔, 베풂, 절제와 품격을 갖춘 생활을 말한다. 한마디로 우리 조상이 숭상해온 '선비 정신'의 현대적 부활이다.

물론 이건 쉬운 일이 아니다. 자본주의, 산업사회, 무한 경쟁을 해야 하는 공격성 분위기에서 선비 정신이라니? 시대에 뒤떨어진 이야기이다. 하지만 아무리 사회가 어지럽고 살기가 힘들어도 우리 정신의 근간은 이 선비 문화에 기초하지 않으면 안 된다. 사회가 어지러울수록 더욱 그러해야 한다.

그러기 위해선 심신 수양이 필수다. 고맙게도 요즈음은 명상, 요가, 산중 수행, 템플 스테이 등 가히 힐링 열풍이다. 과격한 시대의 반영이다.

문제는 힐링, 즉 세로토닌이 일차적으로 자신을 위한 것이라는 점이다. 우리는 여기서 한발 더 나아가 자신뿐 아니라 가족, 이웃은 물론이고 공동체, 나아가 인류 사회를 위한 애정 어린 손길을 뻗쳐야 한다. 이게 사랑의 실천이요, 옥시토신의 중요한 기능이다.

거창한 예수의 사랑, 부처의 자비를 들먹일 것까진 없다. 자신만을 위한 자기중심적 행복 추구에서 한걸음 더 나아가 '우리'를 위한 사랑의 실천이 요구되는 시대에 온 것이다. 세로토닌이 개인의 행복을 위한 호르몬이라면 옥시토신은 우리를 위한 사랑이요, 애정의 호르몬이다.

불행히 우린 아직 세로토닌 문화도 정착되지 않은 상태다. 불행하고 증오로 가득한 사람이 어떻게 다른 사람을 사랑할 수 있겠는가. 우리가 지금까지 세로토닌 문화 운동을 펼쳐온 소이는 여기에 있다. 문제는 워낙 우리 사회가 거칠고 시끄러워 우리들의 절실한 목소리가 잘 들리지 않는다는 데 있다. 우리가 사랑의 옥시토신을 두고 먼저 세로토닌 운동부터 펼치지 않으면 안 되었던 사연이 이해되었으면 좋겠다.

행복을 버리자는 이야기는 물론 아니다. 개인의 안녕, 행복은 중요하다. 그러면서 우리에게 필요한 건 사랑이다. 물론 애인, 부부간의 성애적 사랑만이 아니다. 친구는 물론이고 직장 동료와 친하게 지내는 것도 사랑의 실천이다. 따라서 어느 하나를 위해 다른 쪽을 희생해야 하는 건 아니다. 실은 둘 다 중요하다는 건 우리 모두가 일상에서 경험하고 있지 않은가.

그간 세로토닌에 대한 이야기는 많이 했으므로 이 책에선 주로 옥시토신 이야기를 하고자 한다. 그러나 둘은 '함께'라는 사실을 유념해주기 바란다.

세로토닌과 옥시토신

세로토닌에서 개인의 행복이 주제라면 옥시토신에서는 서로의 안녕과 애정이 주제다. 애정에는 나 아닌 타인의 존재가 필요하다. 이게 양자가 다른 점이다. 하지만 그

심성은 양자가 다르지 않다. 옥시토신이 증가하면 세로토닌도 함께 증가하여 행복을 더욱 증폭, 강화한다.

세로토닌적인 삶의 열쇠는 절제와 조절에 있다. 폭력성 감정은 물론이고 충동, 폭발, 우울, 자살, 중독, 분노 표출, 폭식, 폭음, 과욕, 부정부패…… 끝이 없다. 이런 것들이 우리 사회를 불안케 하는 요인들이다. 이게 조절만 잘된다면 참으로 살기 좋은 세상이 될 텐데.

사랑도 애정도 절제 없이는 불가능하다. 모든 인간관계는 참는 데서 비롯된다. 성이 나는 거야 어쩔 수 없다. 다만 성을 내고 안 내고는 나의 선택이요, 이성이 개입될 여지가 있다. 내면 어떻게 낼 것인가도 나의 선택이다. 이렇게 두고 보면 '옥시토신 – 애정'도 '세로토닌 – 절제' 시스템이 잘 작동될 수 있는 바탕이 전제되어야 한다. 그러나 이것은 상호보완적이다. 어느 쪽이든 증폭이 되면 다른 쪽도 증폭, 강화된다. 자기가 행복하면 그 파장은 절로 타인에게 전파된다. 왜냐하면 인간은 타고나길 이타적利他的인 본성을 갖고 있기 때문이다.

세로토닌과 옥시토신의 차이점을 다음 표에 요약해 둔다.

	세로토닌Serotonin	옥시토신Oxytocin
주된 기능	행복, 쾌적, 힐링	사랑, 편안, 애정
대상	개인	상대
산생	뇌간 선조체	시상하부 실방핵
분포	전 신경(세로토닌)	도파민 영역과 일치
넘치면	×	위험, 사고 정지
습관성	×	×
사회성	긍정 효과	친밀, 신뢰, 긍정
유발 인자	햇빛, 리듬, 스킨십	모성애, 애정, 동료애, 그루밍
스트레스	억제됨	억제시킴

세로토닌이 행복의 비밀이라면 옥시토신은 사랑의 비밀이다.

어릴 적 경험

옥시토신은 어른이 되었을 때 사교성, 사랑 등 인간 생활에 빼놓을 수 없는 중요한 기능을 하는데, 그 합성이나 전달에 관한 기능을 건전하게 발달시키기 위해서는 태아기와 출산 후의 애정 어린 체험이 무엇보다 중요하다.

사랑 대신 미움, 평화 대신 공격 등 부정적인 감정 표출로썬 어떤 인간관계도 성립될 수 없다. 부정적인 감정을 잘 조절하고 다듬어 승화시킴으로써 사회적으로 큰 일을 하는 데 힘이 되도록 해야 된다. 그러기 위해선 어린 아기 때 무조건적 사랑이 주어져야 한다. 애착과 신뢰는 여기서 비롯된다.

부정적 감정을 조절하는 데는 성장기 때 적절한 제지도 있어야 한다. 그렇게 함으로써 이성의 전두전야와 그 아래 감정 뇌 사이에 조절 회로가 잘 발달할 수 있다.

사회생활에 이보다 좋은 학습이 없다. 이 중요한 기능은 3세 이전에 그 기초가 마련되어야 하며, 자라면서 차츰 유연하고 융통성 있는 감정 조절법을 학습해야 한다.

요즈음 엄마들에게는 사랑만 있고 제지가 없다. 아이의 기분이 상하지 않게 하려는 소위 과잉보호다. 식당에서 아이들이 뛰고 놀 때는 손님이 불안하다. 행여 부딪치랴. 하지만 이를 말리는 엄마는 별로 없다. 하다못해 손님이 한마디 하면 왜 남의 아이를 기죽이느냐, 왜 야단치느냐, 별소리 다 듣는다. 이래선 조절 회로가 발달할 수 없다. 이 중요한 조절 회로는 처음부터 발달되어 있는 게 아니다. 돌 지날 때까지는 무조건 사랑이지만 이후 차츰 '안 돼!'라는 제지가 있어야 그 회로가 발달한다. 이런 계속적인 자극이 없으면 겨우 생기던 자제 회로가 사멸된다.

요즈음 아이들의 제멋대로, 충동, 폭력, 참을성 없는 등의 난폭 행동은 제지 회로 미발달에서 비롯된다. 이런 성품으로는 사회생활을 성공적으로 해나가기가 쉽지 않다. 자칫 소년원에나 가지 않으면 다행이다.

02
옥시토신이란

옥시토신이란 무엇인가

엄마가 아기를 안고 젖을 먹이는 장면을 생각해보라. 얼르고 토닥이며 귀여워 어쩔 줄 모른다. 사랑이 넘친다. 세상에 이보다 행복한 순간을 상상이나 할 수 있을까. 지고의 행복이다. 인류 역사 이래 이 아름답고 행복한 장면은 이어왔지만 구체적으로 엄마 몸에 어떤 일이 일어나고 있는지 우리는 잘 모르고 있었다.

여기에 옥시토신이라는 물질이 관여하고 있다는 사실은 1906년 영국의 헨리 데일에 의해 발견되었다. 옥시토신이라 명명한 것도 분만을 촉진한다는 뜻으로 그가 붙인 것이다. 그 후 1953년 미국의 뒤비뇨가 옥시토신은 아미노산 9개의 배열로 이루어졌다는 사실을 발견하고 이를 합성하는 데 성공한다. 그 공로로 노벨화학상을 받게 된다.

옥시토신은 ①신경전달물질로서 뇌 내에서 ②호르몬으로서 혈중에 방출되는 두 가지 경로를 갖고 있다. 생명의 중추인 시상하부에서 생성되며, 분만 중 최고조로 분비되고 분만을 촉진한다. 소위 '모성애'의 핵심 요인이 된다.

여성의 모성애는 분만을 통해 육아를 함으로써 발현되는 것으로 알려져 있다. 이때 옥시토신이 최고조로 분비되는데, 아기를 낳고 모유 수유한 엄마의 옥시토신 분비량이 인공 수유한 엄마의 것보다 훨씬 많고 건강하다. 당연한 이야기이지만 여성호르몬인 에스트로겐은 옥시토신 수용체의 수를 증가시켜 옥시토신 산생을 촉진한다. 그 외에도 글루타민산, 콜레시스토키닌, 세로토닌, 도파민, 노르아드레날린 등도 옥시토신 방출을 촉진한다.

한편 GABA(아미노산 신경전달물질)나 엔케팔린, 엔도르핀 등은 옥시토신 방출을 억제한다.

처음에는 옥시토신이 여성에게만 있는 것으로 알려지기도 했으나 지금은 남성에게도 중요한 기능을 하고 있다는 게 밝혀졌다.

옥시토신의 효과를 확실히 알기 위해 주사를 하는 방법이 있다. 쥐에게 한 실험을 소개하면,

① 모성 행동을 보인다.(새끼를 낳지 않은 암컷에게도 나타난다.)

② 개체간의 접촉이 불어난다.

③ 불안이 줄어들고 대담하며 호기심이 증대된다.

④ 다량 주사하면 최면 효과가 나타난다.

⑤ 통각의 감소가 나타난다.

⑥ 학습의 촉진이 나타난다.

옥시토신은 생명의 중추인 시상하부의 실방핵에서 주로 분비된다. 시상하부에는 성욕, 식욕, 체온, 수분, 자율신경, 폭력, 대사 호르몬, 면역 기능 등 생명과 직결되는 모든 중추가 다 모여 있다. 따라서 옥시토신이 여기에서 분비된다는 건 대단히 중요한 의미가 있다. 옥시토신이 분비되면 단독으로 기능하는 게 아니고 주위의 여러 중추와 협동해서 나타난다는 점이다. 실제로 어느 한 중추가 충족되면 그 자극을 받아 옥시토신이 분비된다. 성욕이 충족될 때는 물론이고 맛있는 걸 먹어도 역시 분비된다. 옥시토신은 단독으로 기능하는 게 아니고 다른

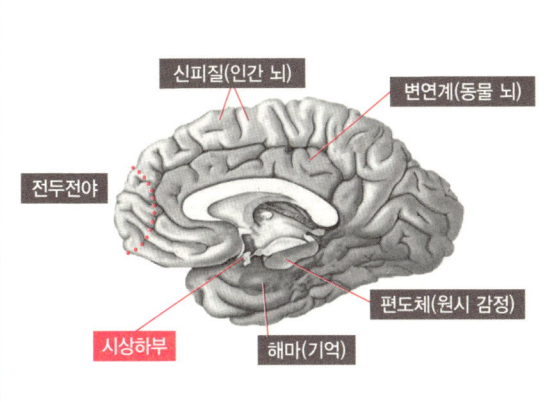

● 시상하부 상세도

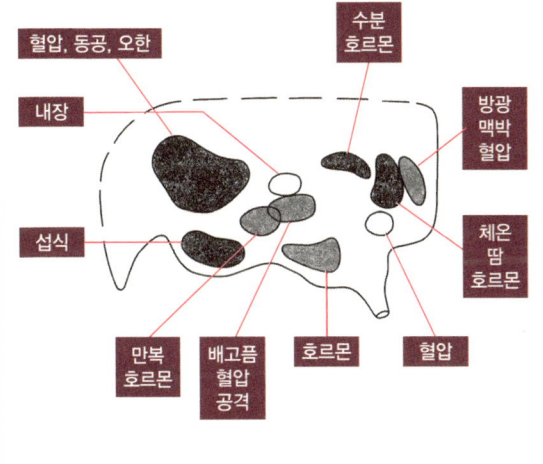

호르몬과 협조함으로써 그 기능이 발휘된다.

인간에게서 보이는 옥시토신은 일명 '친근 물질', '애정 물질'로도 불리는데, 다른 사람과의 접촉 시 분비되며 마음 씀이나 친절한 행동에 특히 분비가 잘 된다.

> ● **옥시토신의 효과**
> ① 사랑과 애정으로 넘치게 한다.
> ② 사람에게 친근감, 신뢰감을 높인다.
> ③ 스트레스가 줄어들고 행복감을 얻는다.
> ④ 혈압 상승을 억제한다.
> ⑤ 심장 기능을 좋게 한다.
> ⑥ 장수한다.

엄마가 아기를 안고 젖을 줄 때

옥시토신의 고전적 의미라면 뭐니 해도 이 장면이 떠오른다. 어떻게 젖이 나오는지부터 신비스럽다. 아기가 젖을 빨면 엄마의 시상하부가 자극되어 젖이 나온다. 엄마는 아기 냄새를 맡거나 목소리만 들어도 젖이 나온다.

수유하는 동안 아기와의 피부 접촉을 통해 엄마의 피부 혈관이 확장되면 체온이 올라가 아기가 따뜻한 온감

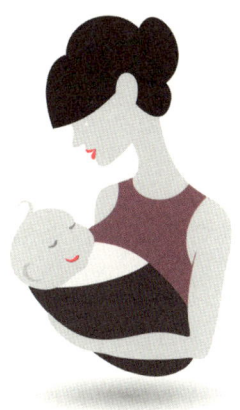

을 느껴 편안해진다. 그런 모습을 지켜보노라면 엄마의 사랑, 행복감은 최고조에 달한다. 아마도 인간의 어떤 행동에서도 이 이상의 행복은 없을 것이다.

이 순간 옥시토신 분비도 물론 최고조에 이르며 행복 물질 세로토닌이 함께 증가한다. 수유하는 동안 어떤 스트레스에도 잘 견뎌낼 수 있게 항스트레스 반응이 일어나며 불안, 걱정 등에 둔감하게 되고, 부정적 감정이나 통각도 느끼지 못한다. 물론 스트레스 물질 코티솔도 당연히 줄어든다.

이와 같이 수유에서 옥시토신의 역할은 절대적이다. 프로락틴 분비를 촉진함으로써 젖 산생을 촉진하고 엄마의 영양 흡수 과정을 돕는다. 혈중농도가 높을수록 둘 사이에 애착이나 끈끈한 애정의 끈이 적극적으로 형성되며, 특히 아기에게 사회적 기억과 편안함을 유발한다. 여기에서 엄마는 강한 모성애를 느끼며, 이 시기는 아기에게 인간의 기본적 품성, 애착과 신뢰 등이 형성되는 가장 중요한 시기가 된다. 학대를 받거나 방임된 아이를 생각해보라. 학자들의 연구에 의하면 영양 상태는 좋지만 애정 결핍 상태가 되면 아이는 정신적으로는 물론 신체적으로 바로 성장하지 못한다. 결국 사망에 이르게 된다는 끔찍한 보고도 있다. 이런 상태를 애정 결핍Affect Hunger이라 부르며 소아정신과에서 가장 심각한 문제로 다루고 있다.

여성 주기와 호르몬의 변화

여성은 임신, 출산, 육아 시 극적인 호르몬의 변화가 온다. 임신까지는 에스트로겐, 프로게스테론 등 난소호르몬이 월경주기에 따라 증감을 되풀이하며, 이는 성 행동과 밀접한 관계가 있다. 또한 이 호르몬은 이성에의 매력, 연애 감정, 성행위 등을 유발하는 요인으로 작용한다. 임신 후 두 호르몬은 급격히 증가하다가 출산 후엔 급격히 저하된다. 육아에는 필요가 없기 때문이다. 육아 시에는 옥시토신이 분비되는데, 출산 후 자궁 수축, 젖이 나오게 하는 등 모성애로 바뀌어 간다. 이러한 변화는 갱년기 전까지는 나이에 상관없이 일어난다. 이때 아기의 젖꼭지를 빠는 행위가 옥시토신 분비를 촉진함으로서 쾌快한 정동 회로를 자극해 엄마의 모성애를 더욱 활성화한다.

이러한 주기적 호르몬의 변화는 여성의 생리 상태와 정서에도 크게 영향을 미친다. 월경 전 증후군이 대표적이다. 그리고 폐경기, 특히 에스트로겐의 급격한 저하로 아주 힘든 폐경기 증후군이 온다. 여성의 섬세한 기분 변조는 이런 호르몬의 변화와 밀접한 관련이 있다.

남자는 행운인가. 이런 급격한 호르몬 변화는 없이 대체로 무난히 잘 넘긴다.

최근에는 남성도 갱년기 증후군을 앓는다는 보고가 나오고 있다. 특히 남성호르몬 테스토스테론의 감소로 정력은 물론이고 온몸에 활력도 저하되는 등 증상이 제법 심각해 병원 치료를 받아야 하는 경우도 생긴다. 테스토스테론 주사를 맞으면 좋아지는 게 사실이지만 계속 외부에서 공급되면 그나마 있는 몸 안의 생산 기능이 더 떨어져 자연적인 생산이 정지될 수도 있다. 나이가 들수록 애정 생활이 중요하다는 건 남녀 공히 잊어선 안 된다.

엄마는 강해

원시적 정동 중추인 편도체는 여러 경로를 통해 감각이 입력되며 그에 따라 정동적, 생물학적 판정을 내리게 된다.

예를 들어 쾌 - 불쾌, 싫고 - 좋고 등으로 분류되면 거기 따라 시상하부나 뇌간으로 신호를 보내 감정 내용에 따른 적절한 자율 반응 및 정동 행동을 표출하게 한다. 특히 공포나 불안이 전달되는 경우 개인의 생존과 직결되는 문제이므로 이 시스템이 활성화된다. 그러나 이 기능은 수유 중인 경우 옥시토신으로 억제되므로 엄마는 아이를 위해선 불안도 겁도 없다.

이 점에서 동물도 마찬가지이다. 새끼 보호를 위해선 어미 닭이 개한테 덤비는 등 용감해진다. 어떤 위험에도 엄마는 분연히 일어나 덤빈다. 물론 이런 용감함은 옥시토신 덕분이다. 이런 순간 편도체는 겁이 없어진다. 새끼 보호를 위해 자기 목숨을 바칠 각오가 되어 있다. 무서운 본능적 힘을 발휘한다.

옥시토신은 따뜻한 사랑, 애정의 호르몬이다. 하지만 이를 지키기 위해선 어떤 위험도 감수할 수 있는 무서운 힘을 발휘한다. 총을 겨눈 인질범 앞에서 엄마는 겁도 없이 달려간다. '네가 지옥에 떨어져도 엄마는 함께 가겠다.'는 결연한 의지다. 거기에 감복, 인질범은 총을 놓고 손을 든다. 여성은 약해도 엄마는 강하다. 이건 종족 보존을 위한 본능적 힘이다. 어떤 힘보다 강할 수밖에 없다. 새끼를 낳기 위해 폭포를 넘고 필사적으로 뛰어오르는 등 그 위험한 여정을 거슬러 오른 어미 연어들의 최후를 보라. 무사히 안착, 알을 부화한 후엔 장렬한 최후를 마친다. 보고 있노라면 숙연한 기분이 든다. 종족 보존을 위한 암컷의 본능적 힘은 참으로 위대하다.

아기는 쾌快의 보수계를 자극

여성은 출산 전까지는 인간이 대개 그러하듯 자기중심적이다. 그러나 출산 후엔 완전히 사람이 달라져 아이중심이 된다. 어떠한 고생이나 희생도 아이를 위해서라면 마다하지 않는다. 이 역시 옥시토신의 힘이다.

옥시토신 수용체는 쾌快 회로의 도파민 신경과 일치되어 있음을 상기하기 바란다. 옥시토신 분비는 곧 중뇌

도파민 – 옥시토신 신경분포

편도체
복측피계야

© 류진수, 정신의학신문

변연계의 도파민 신경을 활성화시킨다. 아이와의 접촉, 그루밍Grooming, 스킨십, 따뜻함, 젖 빠는 행위 등이 모두 옥시토신 – 도파민의 쾌快 시스템을 활성화시키며 모성 행동을 강화한다.

옥시토신은 불안, 공포의 변연계에 널리 분포되어 있으며, 특히 공포의 핵 편도체를 억제함으로써 임신 초기의 스트레스와 불안, 분만 후의 수유 등 아프고 힘든 과정을 잘 견뎌내게 해준다.

생각해보라. 임신, 분만의 고통, 불안, 그리고 육아의 스트레스는 참으로 견디기 힘든 고통이요, 중노동이다. 그래도 엄마는 이를 잘 견뎌낸다. 인간으로서 절로 고개가 숙여진다. 7남매를 길러낸 우리 어머니의 텅 빈 포댓자루마냥 축 처진 젖통을 바라볼 적마다 측은하고 미안한 생각에 목이 멨다. 어머니가 돌아가신 날, 내가 슬픔보다 "미안합니다."를 연발한 것도 어머니의 여윈 젖통 때문이었다. 찢어지게 가난한 집안에 젖인들 절로 나왔겠는가. 그걸 일곱 놈이 빨아 댔으니! "엄마, 미안해." 지금도 어머니 생각이 날 때마다 절로 나오는 소리다.

뇌과학을 공부하면서 옥시토신의 효과를 알게 된 후 그나마 위안이 되었다. 하지만 어디 아이들뿐이랴. 그 힘든 시집살이, 농사일, 맏종부로서의 위엄, 손님 접대…… 그 어려운 세월을 어떻게 견뎌냈을까. 역시 엄마는 강해.

인공ㅅㅗ 수유한 엄마

슐즈는 2005년 약 14만 명 엄마들의 수유와 폐경 후 질환과의 상관관계를 광범위하게 추적, 조사한 바 있다. 모유 수유한 엄마는 인공 수유한 엄마에 비해 폐경 후에도 고혈압, 당뇨, 고지혈증 등 순환기계 질환이 현저히 줄어든 사실을 발견하였다. 실제로 미국의 국민건강연구소 NIH에서 시행한 여성의 건강 계획 연구에서도 같은 소견을 얻었다. 수유 시 행복하고 편안한 그 효과가 오래도록 미친다는 사실이 확인된 것이다.

아기는 엄마의 젖꼭지 냄새를 맡는다. 그 냄새의 기억은 오래가며 이 역시 옥시토신이 통제, 조정하고 있다.

모자간의 따뜻한 피부 접촉 자극은 아기의 뇌 발육이나 발달에도 크게 영향을 미친다. 뿐만 아니라 기억을 담당하는 해마의 활동이 활발해지며 스트레스 반응, HPA 축(시상하부-뇌하수체-부신 축) 활성을 억제함으로써 아이가 편안하게 잘 자라게 해준다. 엄마의 따뜻한 모성애 발달이나 육아를 위한 정서 함양 등의 육아 반응은 전적으로 옥시토신에 의해서 된다.

따라서 아이 때 모자 관계가 좋지 않거나 아픈 기억이 있다면 당연히 옥시토신 분비가 감소된다. 고아원에서 자란 아이들은 지적장애, 사교성 부족, 심지어 자폐증이 올 수 있으며 뇌피질, 편도체, 해마, 뇌간의 대사 기능이 현저히 떨어진다.

엄마의 양육 태도, 특히 학대, 방임은 대를 이어서 계승된다는 점을 유념해야 한다. 모자 사이는 어떤 인간관계보다 끈끈하며 이것은 대를 이어간다.

요즈음 우리 사회는 무한 경쟁, 과욕, 무리, 부정, 부패, 폭력, 충동 등으로 시민들이 공포와 불안에 떨고 있다. 그 원인은 우리 가정에 있다. 이혼이 늘고, 아동 학대 소식에 뉴스 보기가 겁이 난다. 절제가 안 되는 사회다. 증오와 시기에 가득 차 있다. 내가 세로토닌-옥시토신 사회운동을 펼치고 있는 사연이 이해되었으면 좋겠다.

성장과 옥시토신

모든 생물의 성장에 기본적인 필요조건 중의 하나는 영양을 몸속으로 공급해야 한다는 것이다. 즉 생물이 성장하는 데는 영양 축적이 먼저다. 그런 다음 세포분열을 함으로써 그 크기가 증대하면서 성장이 이루어진다. 영양 축적이 안 되면 분열이 일어나지 않을 뿐 아니라 결국 그 세포가 사멸하고 만다. 옥시토신은 그 중요한 기능을 하는 데 핵심적 역할을 하고 있다. 소화 효율을 높여 영양의 축적을 증강하는 소화관 호르몬의 분비를 촉진한다. 또한 세포분열을 촉진하여 성장호르몬을 높인다. 이와 같이 인생의 아주 이른 단계에서부터 옥시토신은 우리의 길잡이가 되어 일생 떨어지는 법이 없다.

옥시토신이 풍부하면 호기심도 많고 친구를 잘 사귀며 미지의 세계에 겁 없이 뛰어들고 정동 회복도 빠르다. 누구와도 잘 친해지는 등 사회뇌社會腦 발달에도 결정적 역할을 하는데, 여기엔 3세 이전의 모자간의 깊은 애정 관계가 절대적이다. 엄마의 애정은 아이에게, 그리고 아이의 애정은 엄마에게 서로 영향을 미쳐 옥시토신이 변연계 공명을 이룬다. 이때 설렘, 흥분, 즐거움, 기쁨, 사랑 등 상방 조정 Up Regulation이 일어난다. 물론 이런 애정 관계가 없이 자란 아이에겐 하방 조정 Down Regulation이 일어나며 고독한 아이로 자라게 된다.

이와 같이 정신적, 신체적 성장은 물론이고 아이의 사회뇌社會腦 형성에도 옥시토신의 역할은 절대적이다. 옥시토신 반응은 생후 수개월 내에 형성되기 시작하여 3세까지 완성되어야 하는데, 모자간의 사랑이 넘치는 끈끈한 끈이 아이의 장래 사회생활에서 대인관계의 원형原型이 되기 때문이다. 이것이 아이의 사회적 성공 등 인생을 좌우한다. 옥시토신이 인류의 사회적 접착제라 불리는 소이가 여기 있다.

03
옥시토신과 성애

연애와 성 충동

이성이 매력적으로 보이고 또 이성에게 매력적으로 보이는 것 역시 옥시토신에서 출발한다. 그리하여 연애 감정으로 발전하고 친근감, 스킨십, 농밀한 키스 그리고 성 충동에 이르는 데에도 당연히 옥시토신이 관여한다. 옥시토신이 없으면 섹스도 없다.

옥시토신 분비는 남녀 공히 섹스를 갈망하게 하고 구애 행동을 통해 성욕을 충족시키도록 자극한다. 혈류를 통해 옥시토신이 증가하면 성적 흥분이 고양되며, 이는 농밀한 키스나 오르가즘 시 최고조에 달한다. 남성은 사정 때 최고조에 달하지만 30분 후엔 거의 원상태로 돌아간다. 여성의 성적 흥분은 오르가즘 후에도 오래 지속

되며 윤활도 역시 오래간다. 여성이 멀티 오르가즘을 가질 수 있는 이유다.

이와 같이 옥시토신은 남녀의 사랑을 깊게 하는 원동력이다. 남녀가 사랑에 빠지면 행복하고 건강하다. 실연한 사람의 참담한 모습과는 너무나 대조적이다.

딱하게도 한국인의 성 만족도는 세계 최저로 나타났다. 남자 9%, 여자 7%다. 세계 평균 60~70%에 비하면 턱없이 낮다. 이게 2006년 세계 비뇨기학회 숙제 보고의 결과다. 화려한 야간 문화, 접대, 과음, 과로, 스트레스…… 한국 사회 치열함의 반증이다. 옥시토신 결핍 증후군의 결정판이다.

연애 감정과 사랑

연애 감정과 사랑을 우리 일상에선 특히 구분해 쓰지는 않는 것 같다. 국어사전에도 확실히 구별되지 않는 것 같다. 그러나 뇌과학적으로는 아주 다르다.

우선 연애 감정은 낭만적이다. 현실성이 없다. 그런 의미에서 순수한 사랑이다(소설에서 특히 그렇게 묘사한다). 첫눈에 반한다. 아주 미친다. 불길이 활활 타오른다. 세상에 그(그녀)뿐이다. 그(그녀)의 일거수일투족에 일

희일비한다. 여기서는 성적 욕망보다 정동적 친밀감이 더 중시된다. 이런 속성으로 보아 뇌에도 복잡한 변화가 격하게 일어난다. 도파민, 노르아드레날린, 세로토닌(저하) 등이 협동으로 발현되며, 활성화되는 뇌 부위 역시 차분한 사람과는 아주 다르다. 마치 마약 중독처럼 기분이 좋아서 고양감이 오며, 심해지면 졸음 상태, 집중력과 식욕 저하, 불면 등이 동반된다. 물론 이 모든 과정의 바탕에는 옥시토신이 관여하며 섹스에 이르러 최고조에 달한다.

헬렌 피셔의 관찰에 의하면 이런 격렬한 연애 감정은 민족, 종교, 지역에 관계없이 공통으로 나타난다고 한다. 해서 그는 '연애는 평등'이라고 선언했다. 문제는 이런 불같은 연애 감정은 오래가지 않는다는 것이다. 길어야 1~2년이다.

거기 비하면 사랑은 대체로 온건하며 현실적이다. 중매 결혼을 생각하면 쉽게 이해가 되는 대목이다. 부모는 '살다 보면 애정은 따라온다.'고 한다. 사랑은 서서히 익어간다. 여기에도 옥시토신이 주 역할을 하게 되며 도파민의 분비로 사랑의 감정은 강화된다.

암컷 쟁탈전

연애 감정에 빠질 때는 옥시토신보다 경쟁 - 의욕적인 도파민이 먼저다. 미인을 보면 그에게 접근하고 상대를 자기 것으로 만들고 싶다. 그리고 그게 달성될 때는 보상으로 얻어지는 도파민적 쾌감이 온다. 승리의 쾌감이다. 이놈은 어떤 목적이나 표적을 향해 돌격 앞으로! 그 목적이 달성될 때 대량으로 분비된다. 특히 라이벌이 있을 때는 도파민보다 공격적인 노르아드레날린이 분비될 수도 있다.

옛날 서구에선 라이벌 간에 결투를 벌였는데, 이때는 성애적인 옥시토신은 뒷전이고 생사가 걸린 공격적 노르아드레날린이 분비된다. 결투에서 이기면 승리의 도취감에 도파민이 분비된다. 옥시토신 분비는 훨씬 뒷일이다.

물론 이런 극단적인 경우가 아니라도 남자의 투쟁 본능에는 예쁜 여자를 차지하기 위한 노르아드레날린적인 공격성이 바탕에 깔려 있다. 이건 동물의 세계에서도 예외가 아니다. 암컷 차지를 위한 수컷들의 투쟁은 죽음을 불사한다. 이윽고 승리한 수컷의 의기양양한 모습은 목적을 달성한 후의 보상 물질 도파민의 무대이지 성애적 옥시토신은 한참 뒤에야 차례가 온다. 따라서 승리 후에 오는 도파민의 쾌감은 성애를 바탕으로 한 옥시토신의 편안함이나 사랑과는 아주 다르다.

암컷을 위한 수컷의 경쟁은 어쩌면 남자의 일생을 통해 진행된다고 볼 수 있다. 이때는 공격성 물질인 노르아드레날린을 비롯하여 바소프레신, 테스토스테론 등 남성적인 모든 호르몬이 총동원된다.

모성애와 남녀 애정

이 둘은 기분 좋은 쾌快 자극에서 닮았지만 다른 점도 있다. 우선 공통으로 활성화되는 부위는 편도체를 비롯하여 측좌핵 등 도파민 신경이 분포되어 있는 영역이며, 여기는 옥시토신 영역과 일치한다고 전술한 바 있다.

사랑하는 사이엔 기분이 고양된 상태에서 도파민 신경 투사 영역이 활성화됨으로써 쾌快의 정동 회로 활성으로 생각만 해도 가슴이 두근거린다. 사랑하면 장님이 된다. 두정연합야 배외측 전두전야에 이르는 회로가 일시 정지됨으로써 이성적 판단이 안 되기 때문이다. 모든 사람이 반대하는데도 이 사람 아니면 안 되겠다고 고집을 부리는 것도 이 때문이다.

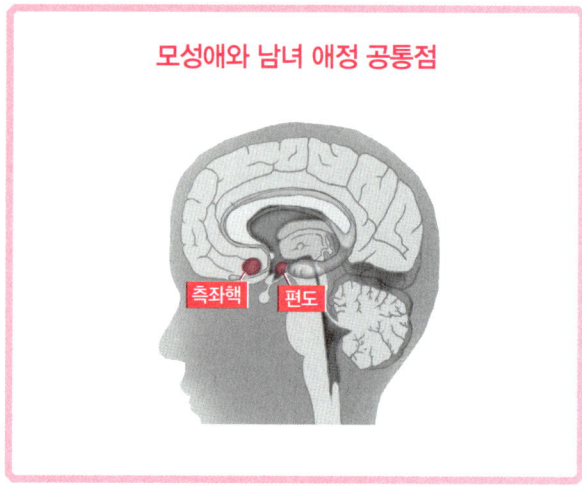

© 류진수, 정신의학신문

다른 점은 시상하부다. 남녀가 애정을 느낄 때는 이 부위가 활성화된다. 여기는 성욕, 식욕 등 본능 중추가 모여 있기 때문이다. 애정에는 성 행동이 따른다. 그러나 모성애를 느낄 때는 성 행동 부위와는 전혀 다른 부위가 활성화된다. 주로 전두연합야, 후두엽 영역이다. 사랑하면 너와 나의 경계가 없어진다. 공감대나 자아를 구별하는 영역이 둔하게 되며, 사랑이 더 깊어지면 편도체 활성도 떨어져 통상의 정동적 판정이 억제되어 '너를 위해서라면 불에도 뛰어들 자세'가 된다. 사랑의 호르몬 옥시

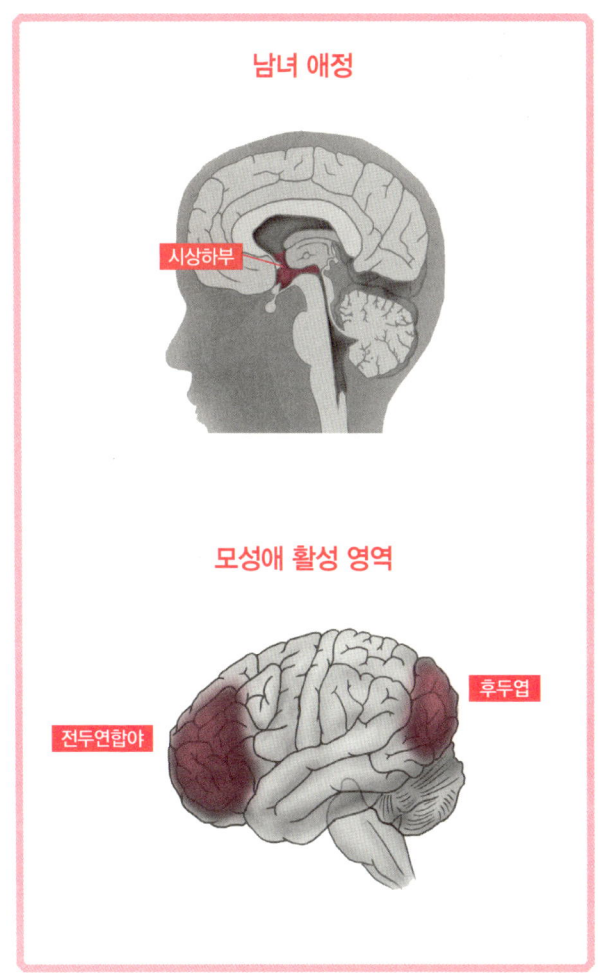

© 류진수, 정신의학신문

토신이 편도체 기능을 억제함으로써 일체의 겁이 없어지기 때문이다. 지나고 나면 평생 후회할 일도 한다. 극단적으로 동반 자살까지 한다. 생각할수록 미친 짓인데 그때는 아무 생각 없이 선뜻 일을 저지르고 만다.

사랑의 이런 맹목성, 과단성이 없다면 세상에 연애소설은 없을 것이다. 요즈음 그 흔한 TV 드라마도 옥시토신이 만들어낸다. 사랑을 위해서라면 일상으로부터 일탈하고픈 마음은 누구에게나 있다. 그러나 이런저런 현실적 여건을 생각하면 그만 풀이 죽고 만다. 이게 보통 사람이다. 그러나 소설의 주인공은 이 점에서 다르다. 까짓 뒷일이야 어떻게 되든 상관 않게 된다. 옥시토신 과열 상태다. 아주 용감해지며 위험할 수도 있다. 사람들이 애정 소설을 즐겨 읽는 것도 자기에게 숨겨진 소망을 주인공이 대신 해주기 때문이다. 전형적인 대리 만족이다.

짝사랑에도 옥시토신이?

어느 강연장에서 묘한 질문을 받았다. "짝사랑에도 옥시토신이?" 잠시 망설이다가 나는 "Yes&No"라고 대답했다. 짝사랑도 사랑의 감정인 이상 당연히 옥시토신이 분비된다.

생각만으로 가슴이 설레고 두근거리는 경험은 누구나 해봤을 것이다. 상상만으로 행복하고 즐거운 순간이다. 하지만 대체로 짝사랑의 대상은 자신이 근접하지 못할 사람이다. 사실이라기보다 자기가 그렇게 생각한다. 거기서 짝사랑의 싹이 튼다. 감히 어디라고? 함부로 말을 붙였다간 딱지 맞을 게 뻔하다. 이게 짝사랑이다. 그런 못난 자기 신세를 생각하면 한편 서글프기도 하고 애만 탄다. 이건 옥시토신이 아니라 스트레스 호르몬 노르아드레날린 때문이다. 옥시토신이 분비되기도 하고 반대로 미움의 공격성 호르몬이 분비되기도 하니 'Yes&No'가 짝사랑의 본질이 아닌가. 내 대답이 잘 되었는지 모르겠다.

상대는 오히려 기다리고 있는데도 이 숙맥은 자신이 없다. 쳐다볼 용기도 없는데 무슨 말을 붙여? 한국엔 이런 숙맥들이 참으로 많다. 졸저 『배짱으로 삽시다』가 공전의 대 히트를 친 것도 한국엔 이런 소심 공포증이 많다는 증거다.

밑져야 본전인데, 이런 생각만으로도 엄청난 행운이 닥칠지도 모르는데 참으로 딱하다. 자기 좋다는데 싫어

할 사람 없다. 최악의 경우 거절당할 수도 있다. '나와는 안 맞는가 보다.' 이렇게 생각하면 자존심 상할 일도 없다. 아주 간단한 논리다. 여기에 무슨 자존심이며, 패배감인가. 서로는 안 맞을 뿐이다. 이런 생각이라면 짝사랑이란 말도 없을 텐데 참 안타깝다. 덕분에 난 그 책 한 권으로 명사가 되는 행운을 얻기도 했지만.

짝사랑의 병적인 형태는 스토킹이다. 싫다는데도 죽자고 따라다닌다. 심지어 협박, 납치, 범죄 행위로까지 문제가 심각해진다. 이건 병적인 강박적 옥시토신 때문이다. 세로토닌 결핍으로 절제가 안 되는 경우로써 정신과적 치료가 필요한 경우다.

04

사회생활과 옥시토신

사회 행동의 입출력 시스템

사회 행동을 일으키게 하는 것은 내·외부에서 들어오는 많은 정보를 통합한 시스템의 결과로 나타난다. 가령 사회 행동의 출력出力 행동은 친구와의 놀이, 연애, 성 행동, 공격 – 도피 행동 등 다양하다. 한편 입력으로는 감각 정보, 즉 시각(표정, 시선, 행동), 청각(소통, 발성), 후각(냄새), 체성 감각(터치Touch, 통각, 온감, 떨림) 등인데 이러한 입출력 관계를 통합하는 사회뇌社會腦의 중핵에 상당하는 영역으로는 전두전야, 대상회, 편도체, 측좌핵 등이 포함된다.

사회적 행동의 판단 기준으로는 친밀 – 소원, 익숙 – 신기, 우군 – 적군, 성性적으로 좋고 – 싫고, 투쟁 – 도피 등

단순하지 않다. 복잡한 내·외 요인들의 작용으로 사회적 행동이 결정되는데, 좋은 행동을 유도하는 데는 뭐니 해도 옥시토신이다. 옥시토신을 사회뇌라 부르는 소이가 여기 있다. 우리 모두는 사랑과 믿음, 감사와 배려 등 옥시토신이 넘치는 사회가 되길 기원한다.

사랑을 하면 세상 모든 게 핑크색으로 보인다. 데이트 나가는 젊은이의 뒷모습을 보라. 발이 땅에 닿지 않는다. 옥시토신이 넘쳐나면 세상 모든 걸 애정으로 바라보게 된다. 어느 하나 사랑스럽지 않은 게 없다. 옥시토신이야말로 세계 평화의 메신저다.

"애정을 갖고 보라." 제일 흔하게 듣게 되는 말이요, 충고다. 종교 단체에서 하는 소리만은 아니다. 우리 일상에서 경험하고 부딪치는 일이다. 애정을 갖고 보면 싫은 놈, 미운 놈에 대한 감정도 한결 부드러워진다. 지난번 사내 축구 시합에서 저놈이 있어 이길 수 있지 않았던가. 함께 응원하고 얼싸안고 춤추지 않았던가. 밉게 보면 모든 게 미워 보인다. 공격적인 노르아드레날린의 발동은 모든 게 공격의 대상으로 보인다. 점점 더 미워지고 싫어진다. 마음을 돌려 생각해보라. 지난번 축구 시합을 떠올려보라. 옥시토신이 넘쳐날 것이다.

사교성과 호기심

이것 없이 사회생활은 처음부터 불가능하다. 일단 만나는 상대에게 호기심이 발동되어야 가까이 가고 싶고 서로 인사도 나누는 등 최소한의 사교성이 갖추어지게 된다.

특히 생식을 위해서는 성애, 성교, 수유, 양육 등이 필수인데, 역시 사교성 없이는 될 일이 아니다. 따지고 보면 어떤 인간관계에서도 예외가 아니다. 특히 정서적 유대관계가 깊은 사이라면 그를 위해 헌신할 수도 있어야 한다. 이건 물론 쌍방이 상대에게 손을 뻗쳐 친근감을 표시해야 그 관계가 좋아지고, 또 오래간다.

이 모든 관계를 잘하게 하는 것 역시 옥시토신이다. 이건 어릴 적 모자 관계에서부터 시작된다. 수유, 그루밍, 안고 따뜻하게 하는 등 모자간의 끈은 종의 존속에의 열쇠가 된다. 형제간에도 이 끈이 형성된다. 같은 어미로부터 태어난 형제끼리 인간관계가 원만하지 않고 정서적 유대가 형성되지 않는다면 그 집은 파멸이다. 반대로 어릴 적부터 형제간에 애정 깊은 인간관계를 가져본 경험이 있는 아이들은 자라서도 다른 아이들에게 적극적인 호기심으로 다가서고 좋은 인간관계를 맺기가 쉬워진다.

  요즈음 혼자 자라는 아이들의 사교성이나 친밀감, 충성심이 부족한 것도 어릴 적부터의 사교성 훈련이 안 되어 있기 때문이다. 활동형이든 은둔형이든 외톨이가 증가되고 있다. 자폐증까지. 사교성 결핍은 심각한 사회 정신병리를 만들어낸다. 이런 무서운 정신질환도 옥시토신 결핍 상태가 큰 원인이라니 참으로 놀랄 일이다.

  특히 지적 호기심은 창조성의 시발始發이다. 가벼운 설

렘이 온다. 그게 옥시토신이다. 창조 활동이 왕성한 시기에 예술가들이 뜨거운 연애 관계에 빠져 있을 때가 많다. 옥시토신이 세상을 아름답게 만든다. 지적 호기심이 젊음과 건강의 비결이란 말이 실감 있게 들릴 것이다.

옥시토신과 바소프레신 Vasopressin

두 물질은 닮은 데가 많지만 그 기능은 전혀 반대다. 구조적으로는 9개의 아미노산 중 2개만 다를 뿐이다. 생성 장소도 같은 시상하부이나 그 기능은 아주 다르다. 옥시토신은 암컷의 성 행동(성교, 분만, 수유, 애정, 친밀감)에 관여하고 바소프레신은 생식 작용과 행동에 관여한다. 옥시토신은 여성적이며 긍정적인 감정에 관여하지만 바소프레신은 남성적이고 공격성을 높이며, 쾌적 호르몬 세로토닌을 억제한다. 따라서 인격 장애자는 세로토닌과 관계없이 독자적으로 바소프레신이 높다. 공포심은 원시 감정 중추인 편도에서 반응하는데, 바소프레신 투여로 공포 반응이 더 강해진다. 옥시토신 투여 시 공포 반응이 약화되는 것과는 대조적이다.

바소프레신은 개체의 생체 유지를 위해 공격적으로 되지만, 옥시토신은 동료를 지키는 방향으로 작용한다.

이와 같이 바소프레신은 불안, 공포, 공격성을 증가시키지만 옥시토신은 이들을 약화시킨다.

바소프레신은 수컷의 공격성, 투쟁, 방어 반응에 작용하므로 남성의 테스토스테론과의 연관이 높다. 거기에 비해 옥시토신은 암컷의 에스트로겐과 관계가 높다. 해서 이전엔 옥시토신은 암컷, 바소프레신은 수컷적인 것으로 생각했지만 이젠 양성 모두에 공통적으로 있는 걸로 판명되었다.

앞 장의 암컷을 차지하기 위한 수컷들의 투쟁 본능에서 공격적인 바소프레신 역할을 이야기한 바 있다. 이것이 분비되면 남성적 테스토스테론, 공격적인 노르아드레날린 등이 가세하여 공격 모드로 된다. 연인을 위해서라면 무엇이 두려울까. 사랑의 힘은 위대하다. 때론 위험할 수도 있지만. 이럴 땐 혈압 상승은 물론이고 온몸에 긴장, 스트레스 상태를 만든다.

성격장애 환자는 바소프레신 농도와 밀접한 관계가 있으며, 환자의 과거에 공격 행동이 많을수록 바소프레신 분비가 정비례하고 있음을 알 수 있다.

신뢰

옥시토신의 중요한 기능은 친근감Closeness이다. 교우관계를 비롯한 모든 인간관계는 친근감에서 비롯된다. 친구에의 충성심, 공유하는 문화, 관습에의 충성심까지다. 설령 화가 나 HPA축(시상하부 - 뇌하수체 - 부신 축)이 활성화되더라도 옥시토신이 풍부하면 스트레스는 억제되어 다시 좋은 관계로 발전될 수 있다.

특히 청소년기의 인격 발달 중 가장 중요한 과제가 충성심이다. 친구와는 물론이고 다니는 학교, 나라, 자기가 사는 고장에까지, 충성심이야말로 열쇠 역할을 한다. 교우관계가 좋으면 정서적 안정은 물론이고 심혈관계 질환의 위험도가 현저하게 줄어든다. 따라서 이 시기에 무리로부터 고립된다는 건 치명적이다. 요즈음 젊은이들 사이에 왕따가 무서운 건 그래서다. 심지어 자살까지 생각한다.

공감, 관용, 감정이입, 동정 등 긍정적인 감정들은 좋은 인간관계 형성에 결정적 역할을 한다. 이 모두가 옥시토신의 역할이며, 인간관계에서 빼놓을 수 없는 신뢰도에서 비롯된다. 우정, 사랑, 가족, 어떤 조직의 어떤 인간관계도 신뢰 없이 이루어지진 않는다.

FRIENDSHIP

　인간관계의 기본인 근원적 신뢰감Basic Trust은 어릴 적 엄마와의 깊은 애착 관계에서 비롯된다. 이게 없으면 세상 모든 걸 불신하게 되며 어떤 인간관계도 형성될 수 없다. 피해망상증으로 모든 걸 의심하기 때문에 사소한 일에도 핏대를 올려 싸움질하게 되며 걸핏하면 고소, 고발한다. 이런 사람과 이웃이 되면 피곤해 견딜 수 없다. 자칫 엉뚱한 피해자가 될 수도 있다. 그 치사한 의처증, 의부증도 불신에서 비롯된다.

　다시 강조하지만 좋은 인간관계의 토양이 되는 신뢰감은 어릴 적 애정 넘치는 모자간의 끈끈한 끈, 유대에서 비롯된다. 옥시토신이 빚어내는 애착이 신뢰감의 기본이란 사실을 다시 한 번 상기하기 바란다.

사회 활동과 홀로족族

인간은 사회적 동물이라 가족, 이웃은 물론이고 만나는 모든 사람과 함께 잘 지내야 한다. 이런 군집 본능은 식욕, 성욕 다음으로 인간의 3대 본능 중의 하나다. 이건 야생에서 살아남기 위한 생존의 수단이다. 남자가 수렵, 채집을 나가는 사이 마을에 남은 여자들은 서로가 친하게 잘 지내야 한다. 여성에게 옥시토신이 잘 발달된 것은 이러한 사회적 배경과도 무관치 않다. 좋은 사회적 활동은 소득 증대 등 생산적인 활동에 직결될 뿐 아니라 사는 보람, 긍지, 자부심을 고양시킨다.

세상에 무서운 건 동료로부터 소외당하는 '왕따'다. 자살까지 하게 되는 심각한 사회문제로 등장했다. 인간 사회 최대의 리스크Risk다. 불행히 최근 홀로 사는 가구가 급증하고 있는 추세다. 홀로 가구가 500만을 넘는다니! 무슨 이유에서든 이거 정말 큰일 아닌가. 자기 스스로 선택한 경우도 있을 것이고 어쩔 수 없이 혼자 살게 된 사람도 있을 것이다. 어느 쪽이든 결코 건강한 삶이

랄 순 없다. 인간의 군집 본능을 역행하는 행위다. 독신자의 수명이 기혼자에 비해 훨씬 짧고 건강하지 못하다는 수많은 연구 보고가 나와 있다.

인간관계에 지치거나 시달린 사람도 있을 것이지만, 어릴 적부터 혼자 자라 사람과 친하게 지낼 수 있는 인간적 훈련이 안 된 사람도 있다. 늦게 한 결혼일수록 파경을 잘 맞게 되는 것도 혼자 자유롭게 살던 사람이 다른 사람과 함께 지내려니 귀찮고 불편하기 때문이다. 혼자 멋대로 살았던 독신 생활이 그립다. 게다가 이젠 혼자 살아도 불편하지 않게 사회 시스템이 잘 되어 있어서

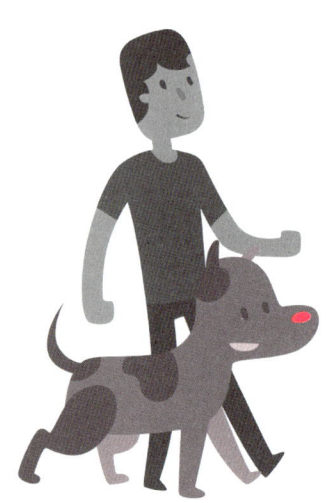

이 역시 홀로족을 키우는 데 한몫을 하고 있다.

함께 산다는 건 작은 불편이 따른다. 하지만 혼자 살면 함께함으로써 얻는 즐거움이 훨씬 크다는 걸 깨닫지 못한다. 홀로족은 옥시토신 결핍 증후군의 대표주자다.

애완동물이라도 함께 지낸다면 정을 주고받을 수 있다. 그것으로 옥시토신 분비가 된다. 고독 사회의 반영인가. 애완동물Pet 산업이 엄청난 시장으로 등장하고 있다.

자선 활동

사회 활동 중 가장 건강하고 고귀한 활동은 자선이다. 베풀고 나누는 자선, 기부하려는 마음은 옥시토신에서 비롯된다는 사실을 지금쯤 독자들도 이해했을 것이다. 남의 삶을 삶답게 하기 위해 내 삶을 바친다는 것만큼 고귀한 일은 없다. 그리고 거기서 기쁨을 얻을 수 있다면 그보다 행복하고 귀한 자산이 있을 수 없다.

인간은 태어나면서 이타적 심성을 타고난다. 이건 적자생존의 논리다. 고립무원의 상태에 놓이거나 모든 사람과의 인간관계가 불신 등으로 가득 찬다면 원만한 사회생활은 불가능하다. 남의 불행을 보면 함께 아파하는 건 인간의 본능적 반응이다. 불쌍한 거지를 보면 누구나 측은한 마음이 들고 한 푼 적선하고 싶어진다. 이를 외면했다간 내 마음이 아프다. 정신분석에선 이런 마음 상태를 감정이입感情移入이라 부르는데, 그가 아프면 내게도 함께 아픔이 옮겨 온다는 뜻이다. 그러면 어떻게든 그의 아픔을 덜어주려고 애를 쓰게 된다. 조금이라도 그에게 도움이 될 수 있다면 우리는 그것으로 행복하다. 사랑을 주면 그보다 더 크게 내게로 돌아온다는 사실도 깨닫게 된다.

옥시토신이야말로 인류 평화와 구원을 위한 강력한 촉진제다.

옛말에 과부가 과부 사정을 안다는 말이 있다. 형편이 어려운 사람이 자선 활동에 더 적극적이라는 보고도 있다. 어려울 때 이웃의 작은 도움이 얼마나 큰 격려가 되는가. 그게 재기에의 의욕에 불을 질러 그 어려움을 이겨내게 된다. 이제 이만큼이나 살게 되었으니 그 빚을 갚겠다는 감동적인 이야기도 우리 주변에서 흔히 들을 수 있다.

봉사 활동에 참여하고 온 사람들의 소감은 한결같다. "보람이 있었다", "힘은 들었지만 내가 행복했다." 심지어 "봉사는 나 자신을 위한 일"이라는 말까지 나온다.

사실이다. 봉사 활동의 현장에선 옥시토신이 분비되기 때문이다.

나의 작은 일이

난 요즈음 자그마한 NGO운동을 펼치고 있다. 사람들에게 세로토닌적인 삶을 살게 하자는 원대한 이상의 실현을 위해서다. 청소년, 군인들의 정서 안정을 위한 세로토닌 드럼 클럽 운용도 그런 일환이다.

건강 운동, 건전한 문화 운동, 내 힘에 벅찬 활동들이다. 기자들이 묻는다. 이 나이에 어떻게 이런 거창한 일을 시작했느냐고. 내 대답은 한결같다. 사회에 진 빚을 갚기 위해서다. 가난한 농촌 선비의 아들로 태어나 그 힘든 의학 수업, 미국 유학, 교수 생활을 무사히 마칠 수 있었던 건 전적으로 나 혼자의 힘이 아니었음을 나는 잘 안다. 지금도 많은 분들이 이 운동에 동참을 하고 있다. 왜 짜증날 일이 없겠나. 당장 운영비에 쪼들리기라도 할 때엔 '이걸 왜 해야 하지' 회의가 든 적도 있다. '이것만 안 한다면 나도 세상에 편할 사람인데…….' 왜 이런 생각이 들지 않겠는가. 하지만 이런 생각들은 잠시고 내 하루는 충실하고 보람차다.

이런 봉사활동을 한 지 어느덧 30년이 되었다. 난 그간 몸살감기 한 번 앓은 적이 없다. 휴일도 없는 강행군인데 내 생각에도 신기하다. 인류를 편안하게, 건강하게 지키겠다는 나름의 원대한 꿈이 있는 이상 내 유전자가 그런 방향으로 움직이고 있다. 아파도 안 되고 늙어도 안 된다. 그 이상이 실현되기까지.

나를 이렇게 낳아주고 길러준 어머니, 그리고 꼿꼿한 선비 정신이 몸에 배게 한 아버지, 새삼 고마운 정이 절로 난다. 그리고 어려울 때마다 어디선가 홀연히 나타나 도와주신 고마운 분들. 생각할수록 옥시토신이 넘치는 하루하루다. 감사합니다.

친절 회로

옥시토신은 친근감, 신뢰, 공감 등의 긍정적 감정이 들 때 분비된다. 누구에게든 친절을 베풀면 그로써 행복하며 스트레스가 사라지고 건강하게 된다. 이때 우리 뇌에는 친절 회로가 생긴다.

사람을 돕는 일이나 자선활동을 하노라면 "기분이 좋아졌다", "따뜻한 기분이 되었다", "고양감이 들었다", "힘이 솟아났다", 그리고 "사물을 보는 눈이 낙관적으로 바뀌었다."고 한다. 실제로 봉사활동을 하는 습관이 있는 사람은 ①행복감 ②인생의 만족도 ③자존심 ④인생을 컨트롤할 수 있는 감각 ⑤울증 예방 등 생활 충실감에 관한 5개의 측면이 모두 개선되었다는 연구 보고도 있다. 이를 'Helper's High', 돕는 자의 고양감이라 부른다. 이럴 땐 세로토닌, 옥시토신이 펑펑 쏟아진다. 이렇게 되면 뇌 자체가 친절을 베푸는 구조로 바뀐다. 실제로 물리적 변화가 뇌 속에 일어난다. 뇌과학에선 이를 신경가소성이라 부른다.

'테레사 수녀 효과'라 불리는 하버드대 실험에서는 수녀의 헌신적인 모습이 담긴 영상을 보는 것만으로 면역글로불린A가 증가했다는 보고가 있다. 한 사람의 친절은 다른 사람의 친절을 이끌어내는 효과가 있다. 또한 친절한 학생들은 사회에 나가서도 성취도와 수입이 높다는 연구 보고도 있다.

인간은 이타적 본능을 타고난다고 했다. 그런데 현실 사회생활에 쫓기다 보면 차츰 자기중심적, 이기적 인간으로 바뀌어간다. 겨우 형성된 친절 회로가 사멸한다. 뇌 속의 신경 회로는 쓰지 않으면 약화, 소멸된다. 친절을 생활화하면 소멸된 친절 회로가 다시 살아나고 우리는 습관적으로 친절을 베풀게 된다.

사랑은 희생이 아니다

사랑을 하면 그이를 위해선 아까울 게 없다. 무슨 일이든 할 수 있고 뭐든 다 줄 수 있다. 그래서 흔히들 사랑은 곧 희생이란 말을 자주 듣게 된다. 희생 없는 사랑은 사랑이 아니란 사람도 있다.

하지만 분명한 건 사랑이란 일방통행의 희생이 아니라는 것이다. 사랑은 서로를 믿고 아끼는 배려심에서 비롯된다. 사랑을 주면 그보다 큰 사랑으로 돌아오는 게 사랑의 본질이다.

이건 비단 남녀의 사랑만이 아니고 어떤 인간관계에서도 예외가 아니다. 베푼 만큼 그 이상으로 돌아온다는 건 예부터 중히 여겨 내려온 불변의 진리다. 서로 아끼고 배려하는 마음, 그렇게 함으로써 평화로운 기운이 온 사회에 넘칠 때 세계 평화가 찾아온다. 그리고 우리 모두는 건강 장수한다.

이런 걸 생각하노라면 베풀고 나누는 데 진정 기쁜 마음으로 할 수 있지 않은가.

사랑의 링, 우호, 배려의 루프Loop를 만들어 나가자. 옥

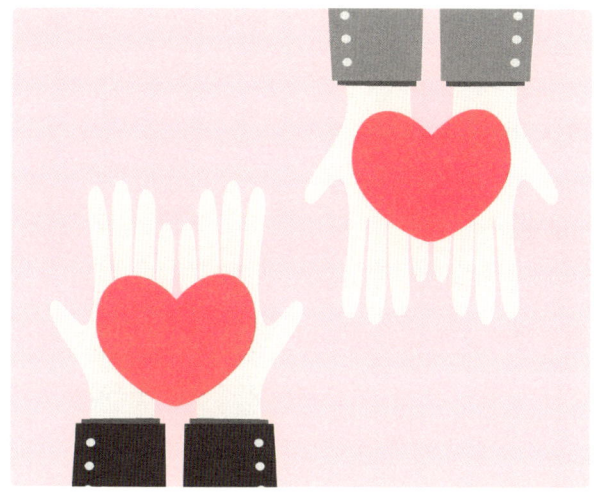

시토신이 사람들 가슴마다 넘치게 하자. 이런 운동이 이웃으로, 사회로, 그리고 나라, 전 세계로 번져 나간다면 세계 평화도 멀지 않으리.

엄마의 애정이 세대를 계승해 내려오듯 사람과 사람 사이에도 호의, 공감, 우정으로 넘쳐 다음 세대로 계승되게 하자. 사랑은 결코 일방통행의 희생이 아니다.

딱하게도 요즈음 연인들은 약아서일까, 사랑하는 사이에도 주고받고 하는 계산을 한다. '난 이렇게 많이 베푸는데…….' 이런 생각이 드는 순간 그 사랑은 끝이다.

사랑은 계산이 아니다. 베풀수록 내 마음이 절로 더 풍요로워지기 때문이다. 사랑은 순수한 감성이지 약은 지성이 아니다.

자비 명상

'그 사람의 병이 나았으면……' 하고 간절히 빌면 그의 병이 좋아질 수도 있고, 그러노라면 자신의 건강도 좋아진다. 티베트 승들의 뇌를 MRI로 조사한 연구에 의하면 정情이나 공감 뇌 부위로 알려진 좌전두엽이 크게 발달되어 있어서 연구진들이 놀랐다고 한다. 기계의 오작동인가 의심을 할 정도였다.

공감력이 높으면 절로 정이 깊어지고 사람에게도 친절하게 된다. 공감이란 다른 사람에게 마음을 쏟고 그의 기분을 이해하고 그의 아픔, 괴로움을 함께 공유하는 걸 말한다. 그러면 어떻게든 그를 고통으로부터 해방시켜주고 싶은 기분이 된다. 이런 공감 회로는 뇌 속에 있는 거울신경Mirror Neuron이 활성화됨으로써 일어난다.

자비 명상은 공감력을 높이는 것 외에 인생의 스트레스와 긴장을 줄여주고 면역계 강화, 심장을 정상으로, 통증 완화, 노화 방지, 정신 상태 전반의 개선에도 큰 효과가 있는 것으로 판명되었다. 이 명상을 '맷타'라고 부르는데, 2008년 노스캐롤라이나 대학에서 7주간 실시함으로써 즐거움, 감사, 만족감, 자존심 등의 긍정 감정이 증대했다는 보고가 있다.

잠시 자애 명상 Loving Kindness Meditation 을 실시해본다.

① 의자에 편안히 앉아 천천히 깊은 호흡을 하면서 호흡에 집중한다.

② 소중한 사람을 떠올려 그가 건강하고 고통으로부터 벗어나길 간절히 빈다.

③ 나에게도 건강, 행복, 편안하도록 빈다.

공감 깊은 정은 면역력을 높여주고 우리 몸의 균형을 잡아주는 아주 중요한 기능을 한다. 그냥 마음이 아니다.

감사와 옥시토신

(1) 감사의 파장

없다고 불평불만을 마구 해대는 사람과 그나마 있는 것에 감사하는 사람은 차원이 다르다. 연구에 의하면 10주 후 비교해 보니 작은 일에도 감사하는 그룹은 불만 그룹에 비해 행복감이 25%가 높게 나타났다. 감사하면 배려적 심성이 되고 이타적으로 된다. "감사합니다."

경북 안동에 있는 안동병원에 전화를 걸어보라. "감사합니다."고 밝은 목소리로 응대해온다. 정말 기분 좋다. 출발은 초라했지만 이 병원은 지금 안동 제일의 병원으로 성장했다.

"감사합니다." 하고 말을 해보라. 절로 마음이 따뜻해지고 옥시토신이 분비되는 걸 느낄 수 있다.

비관적이거나 불만, 화남, 스트레스 등은 모두가 면역기능을 약화시키는 건 물론 심장병 위험을 높인다. 이럴 때 가장 좋은 해독제가 감사이다. 자기 전에 침대에서 오늘 있었던 감사할 일 다섯 개만 떠올려보라. 깊은 숙면과 함께 행복한 밤이 된다.

사자에 쫓기는 말은 자기도 사자였으면 하는 생각은 하지 않는다. 그냥 열심히 달아날 뿐이다. '저 사람처럼 나도…….' 이 생각이 불만을 낳고, 공격성 호르몬 노르아드레날린이 분비된다. 심리학에선 이를 '위쪽 비교'라고 부르는데, 이런 마음이 드는 이상 행복해질 수 없다.

위쪽이 아니고 아래를 보라. 없는 것 바라지 말고 내가 갖고 있는 것에 감사하라. 이렇게 살아 있다는 것만으로도 감사할 일 아닌가.

감사하면 기분이 밝아지고 뇌 속에 긍정적 기억이나 체험이 재생된다. 이때는 긍정 유전자가 켜진(on) 상태로 엄청난 일이 벌어진다.

(2) 감사의 태도가 습관화되도록

① 질 르나르는 매일 아침 짧은 묵상을 한다.

'눈이 보인다. 귀가 즐겁다. 몸이 움직인다. 기분도 괜찮다. 고맙다. 인생은 참 아름답다.'

나도 아침마다 이 문구를 외워온 지 40년이 가까워온다. 상쾌한 하루가 감사 속에 시작된다. 그런 덕분인가, 지난 30년 감기몸살 한 번 앓은 적이 없다. 이 살인적인 일과에도.

② 내 주변 사람들이 나를 위해 해준 일들을 떠올려 보라.

때로는 괘씸한 짓을 한 사람도 있을 테다. 하지만 참으로 많은 사람들 덕분에 오늘 내가 이렇게 있는 것이다. 길가 잡초에 피어난 꽃도 그냥 피는 게 아니다. 사람 발길에 시달리기도 하지만 따뜻한 날씨, 기름진 땅, 태양, 바람, 비…… 이 중 어느 하나만 빠져도 저 잡초에 꽃이 필 수가 없다. 하나하나가 잡초에겐 한없이 고마운 존재들이다.

오늘은 초등1년 때 짝꿍을 떠올려보라. 내일은 중1 때 소풍 도시락을 함께 먹은 친구를 생각해보자. 절로 웃음이 나올 것이다. 감사한 마음뿐인가. 지금은 어디서 무얼 하든 하는 일이 잘되고 건강하게 되길 절로 빌게 된다.

③ 감사의 편지를 써보라.

짧은 방문에 친절하게 응대해준 사람에게 감사 편지를 써보라. 길지 않아도 된다. 진심을 담아 정성 어린 글을 보내보자. 언젠가 그 짧은 감사의 노트가 엄청난 보상으로 돌아올 수 있다. 난 그리 길지도 않은 인생을 살면서 그런 경험을 수없이 했다. 짧은 글이 이렇게 큰 감동으로 돌아올 줄 정말 몰랐다. 기대하지 않은 일이기에 더 큰 놀라움이 되었을 것이다.

④ 작은 일에 눈을 돌려보라.

남들이 별스럽지 않게 생각하는 일도 잘 생각해보라. 친구한테 들은 이야기도 좋고 신문, 잡지, TV 뉴스에서 본 것들도 좋다. '아! 참 좋은 이야기구나.' 이런 생각이 들면 내 마음에도 작은 기쁨과 감사의 회로가 작동한다. 별 하찮은 일에도 참 좋은 일이구나, 하고 느끼는 순간

나도 마치 그 일을 한 주인공이 된다. 이게 공감의 기능이다. 그리고 이때 옥시토신이 분비된다는 건 굳이 설명이 필요하지 않을 것이다.

⑤ 나의 작은 성공을 지원해준 사람들을 떠올려보라.

큰 일, 작은 일, 작은 성공이 쌓여(때로는 실수와 실패도 섞여) 오늘의 내가 있다. 어떤 일도 혼자 되는 일은 없다.

학교 운동회 100미터 달리기에 1등을 했다고 그게 나 혼자 이룬 일이라고 생각하면 큰 오산이다. 튼튼하고 빠른 아이로 낳아주신 어머니, 아버지는 물론이고 어릴 적 함께 산을 뒹굴며 들판을 내달린 동네 친구들, 늦게까지 학교에 남아 달리기 연습을 함께한 친구, 가르쳐주신 선생님, 응원해준 아이들…… 끝이 없다. 고마운 사람들이다. 전화라도 한 통 넣으면 더 좋겠다.

05
옥시토신 방해 요인

분노의 결말

서장에서 밝혔지만 우리들의 평범함 일상에는 긍정보다 부정적 감정이 훨씬 더 많다. 부정적인 감정은 대체로 옥시토신 분비를 방해, 사태를 더욱 악화시킨다.

없다고 불평불만을 늘어놓아 봐야 사정은 나아질 게 없다. 기분은 점점 나빠지고 아주 자포자기에 빠질 수 있다. 없어서 불만이면 갖도록 노력하든가, 그게 쉽지 않으면 마음을 돌려먹어야 한다. 몇 번을 말하지만 없는 것 불평 말고 있는 것에 감사하라. 아주 간단한 해결 방법이다.

딱하게도 우리 일상은 긍정보다 부정이 많아서 행복하지도 않고 사랑도 모른다. 활성 기법에서 언급되겠지

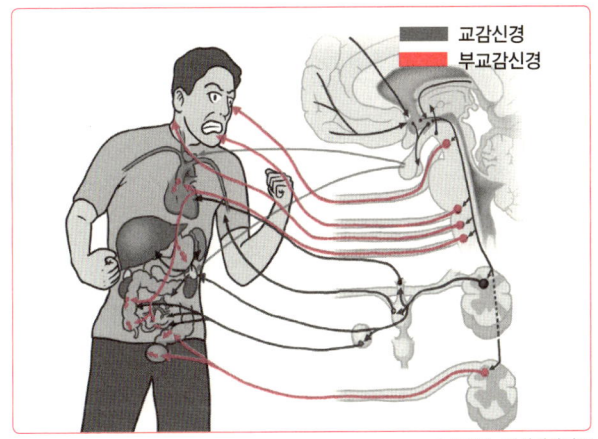

© 류진수, 정신의학신문

만 대표적인 옥시토신 방해 요인은 증오, 성이 아닌가 싶다.

용서 훈련

분노 해결은 용서뿐이다. 스탠퍼드 대학교의 라스킨 박사는 희망 프로그램Hope Program을 운영하는데 한마디로 용서 치료 프로그램이다. 2005년도 보고에 의하면 55명의 학생에게 주 1시간씩 6주간 훈련으로 큰 성공을 거두었다. 도발 당시의 분노나 보통 성나는 크기가 현저히 줄어들었으며, 앞으로 그런 일이 닥쳐도 잘 대처할 수 있을 것으로 반응하였다. 마음만 먹으면 과거에 집착하지 않는 쪽으로 바뀌었다고 한다.

더욱 놀라운 건 직장인 104명의 훈련 결과이다. 훈련 후 1년간 영업 성적이 25%, 일의 생산성이 50%나 향상되었다. 건강에도 좋은 영향을 미쳐 스트레스가 23% 줄었으며, 긍정 감정은 20% 증대, 성은 13% 감소하는 등 획기적 결론을 얻었다.

분노 대처에는 많은 학자들의 연구 보고가 있으며 필자 역시 많이 다뤄온 주제다. 그런데 여기서 다시 정리해두는 건 분노가 옥시토신 분비를 방해하는 가장 큰 요인으로 생각되기 때문이다.

많은 학자들의 연구 기법과 필자의 그간의 경험을 바탕으로 '용서 클리닉'의 개요를 소개한다.

Session 1. 용서하지 않으니까 기분이?

① 용서하지 않으면 기분이 점점 나빠진다. 이가 갈리고 혈압이 오르고 소화도 안 되고 밥맛도 없다.

② 그 녀석을 어떻게 했나? 화를 냈다. 한 대 쳤다……. 그러고 나니 점점 더 화가 나고 사태가 악화되었다.

Session 2. 해결책은

① 폭발을 참는다. 잊어버린다. 그 녀석의 사과를 기다려본다……. 어느 것도 안 돼.

② 해결책은? 용서뿐이다.

아는데 안 돼. 왜? 그 녀석이 일방적으로 득을 보는 것 같다. 자존심이 상한다. 패배감이 든다.

"이런 생각은 안 된다. 절대 틀렸다!" 이게 많은 학자들의 한결같은 결론이다. 용서는 나를 위한 것이다. 나를 그 증오의 사슬에서 해방시켜라.

용서는 패배가 아니다. 강하기 때문에 할 수 있는 것이다. 사과 역시 강한 자가 한다. 대전 후 독일, 오스트리아 수상의 사과를 보면서 일본의 진심어린 사과가 없는 이유를 알겠는가.

간디 어록이다. "약한 자는 용서하지 않는다. 용서는 강자의 자질이다."

Session 3. 과거를 버린다

마음의 때를 확 씻어버린다. 나쁜 과거에 매어 있다면 새로운 스트레스가 생기는 악순환의 고리를 끊어야 한다. 어떻게?

① 과거를 마음에 담아 무슨 좋은 일이 있었던가를 생각해보라.

② '지난 일보다 내겐 미래가 더 중요해.' 마음으로 정하고 외쳐라.

③ 옛날 싫은 일이 떠오르면 심호흡을 몇 번 하고 기분을 돌려라.

④ 싫은 일이 있으면 성이 난 자기를 객관화해보라. 성이 난 내 얼굴을 거울에 비춰보라.

⑤ 그 일로부터 배운 교훈도 있을 것이다. 적어보라.

Session 4. 일어난 일에서 얻은 것

세상일 그냥 일어나는 건 없다. 어떤 하찮은 일에도 그 뒤에는 숭고한 인생의 의미가 숨어 있다. 그걸 읽어낼 수 있는 슬기가 있어야 한다. 힘들고 하찮은 일로 인한 스트레스 대처에 이보다 현명한 길은 없다.

기왕 당한 일이지만 거기서 훌륭한 교훈을 얻어내는 것도 현명한 역발상이다. '피해가 그만하길 다행이다', '그런 인간인 줄 이제라도 안 게 다행이다', '새 친구를 찾는 계기가 되었다', '그 인간이 불쌍해.' 연민의 정을 갖게 될 수도 있다. 이처럼 더 큰 의미를 찾아서 자기 성

장의 계기로 삼을 수 있다. 오히려 감사의 염이 우러날지도 모른다.

Session 5. 세월이 약이다

아무리 좋은 처방이나 충고라도 당장 마음이 그렇게 돌아갈 순 없다. 잠시 좋게 마음먹다가 그만 또 옛날로 돌아간다. 뇌 속에 '미움 - 원망 - 원수 - 복수'의 회로가 생겨난 것이다.

이게 하루아침에 없어지진 않는다. 억지로 마음을 고쳐먹는다고 잘 되지도 않거니와 오래가지도 않는다. 억지로 하다 보면 그게 스트레스가 되어 설상가상이 된다.

급하게 할 것 없다. 오늘 안 되면 내일 되고, 그도 안 되면 모레도 있고, 내주 내달이 있다. 용서의 새 회로가 그리 쉽게 되진 않는다. 시간이 걸린다. 세월이 약이란 말을 믿어야 한다. 그 일이 어찌 잊히기야 하랴만, 그때 받았던 정서적 충격은 세월이 가면 약해지게 되어 있다.

Session 6. 유전을 생각하라

최근에 유전학은 눈부시게 발전되어 왔다. 부정적이든 긍정적이든 우리가 일상에서 하는 작은 일들이 우리

온몸 세포 유전자에 각인이 되며, 이것은 대를 이어 계승되어 간다는 사실이 밝혀진 것이다.

친절, 어울림, 애정, 감사, 용서, 공감 등의 감정일 때 왜 우리는 편안할까? 이 모든 것들이 유전인자에 긍정적인 정서로 각인되기 때문이다. 왜냐하면 인간은 맹수의 위험 속에서나 수렵을 할 때 함께 협동을 하지 않을 수 없게 되어 있으며, 협동하는 데는 이런 긍정적 정서가 풍부해야 하기 때문이다. 다윈에 의하면 이런 유전자를 가진 자, 그리고 그런 공동체가 번영하게 되어 있다. 이게 생존의 비결이다.

Session 7. 나에게도 잘하라

어느 인간이 완벽하랴. 나도 인간인 이상 약점도 있고 실수, 실패도 한다. 잘못한 일도 물론 있다. 우리는 이타적이면서 또 급할 땐 자기중심적, 이기적 인간이 된다.

그럴 때 용서하라. 남도 용서하는데 왜 나 자신에게는 용서나 관대함에 그리 인색할까. 남의 부탁은 힘들어도 어떻게든 짬을 내 들어주면서 왜 나한테는 그리 엄격할까. 나에게도 잘 대하라. 친절을 베풀어라. 나만을 위한 시간을 가져라.

이를 자자自慈라고 부른다. Self Compassion. 내게도 자비를 베풀어라. 사랑하라. 친절하라. 그래야 이웃이, 그리고 온 세상이 밝아질 것이다.

스위칭 뇌와 공감 뇌의 기능 부전 = 전두전야의 구조 및 기능
전두전야는 인간의 최고사령부로 알려져 있다. 모든 정보를 종합적으로 판단하여 그 상황에 맞게 행동하도록 지령을 내린다. 워낙 정교한 기관이긴 하지만 부위에 따라 맡은 기능이 따로 있고, 거기 따른 신경전달물질이 다르다. 물론 어느 하나 단독으로 되는 게 아니고 협동한다.

① 작업 뇌Working Memory : 주의 집중

판단에 관계되는 기능을 하며 오감으로부터 들어온 정보와 이전에 축적된 정보를 합쳐 순식간에 판단, 행동한다. 전두전피질 배외측부에 있으며 노르아드레날린이 관여하고 있다.

② 의욕 뇌(학습 뇌)

무슨 일을 하고자 할 땐 동기부여나 의욕이 있어야

전두전야의 기능별 부위

- 공감 뇌
- 작업 뇌 (좌우)
- 스위칭 뇌 (좌우)
- 학습 뇌 (좌우)

하는데, 이는 도파민이 관여하고 있다. 안와전두피질에 있다.

③ 스위칭 뇌

상황에 맞게 기분을 전환하는 능력이다. 복외측 전두전야에 있으며 세로토닌이 관여하고 있다.

④ 공감 뇌

비언어 커뮤니케이션의 기능을 한다. 상대의 표정, 태도 등을 읽는 능력으로, 내측 전두전야에 있으며 세로토닌이 관여한다.

전두전야의 전문 분업화된 기능을 소개했는데, 이 4가지 부위 사이엔 세로토닌이 오케스트라의 지휘자처럼 전체 기능을 조정하고 있다. 따라서 세로토닌 신경을 적절하게 활성화함으로써 도파민, 노르아드레날린 신경 등도 적정하게 조정되어 스트레스에도 잘 대처하게 되고, 감정 조절, 인간관계, 공부도 일도 의욕적으로 되는 등 인간 최고의 사령부로서의 역할을 수행한다. 전두엽 관리는 세로토닌이 열쇠다. 세로토닌이 관여하는 영역인 스위칭 뇌와 공감 뇌에 대해 좀 더 자세히 기술해 본다.

① 스위칭 뇌의 기능

(학자에 따라서 이 부위를 달리 부르기도 하는데, 기능상 스위치를 누르면 모드가 즉각 바뀌게 되므로 내가 붙인 이름이다.)

상황에 맞게 기분을 바꾸는 기능을 한다. 사노라면 여러 가지 소망, 희망이 있지만 현실 여건상 그게 안 될 때가 있다. 좋은 직장에 취직하고픈데 잘 안 된다. 하지만 계속 거기에만 집착하고 있으면 어떻게 되겠는가. 그땐 적당히 내 목표를 바꾸어야 한다. 마치 스위치를 누르면 바꾸어지듯 해야 융통성, 유연성이 발휘되어 현실에 적응해 살아갈 수 있다.

계속 한 가지에 미련을 두고 바뀌지 않는다면 전진도 없고 희망도 없다. 이 기능이 완전치 못하면 계속 그 기분, 그 생각에서 벗어나지 못하고 그곳에 정체가 될 수밖에 없다. 좌절, 절망이 쌓이게 된다. 그러다 어느 날 작은 계기로 그 불만이 한 목에 터지면 엄청난 충동성 폭력을 저지를 수도 있다.

이 기능이 원활히 잘 이뤄지도록 조절하는 게 세로토닌이다. 불행히 이게 부족하면 이 부위 기능이 부전에 빠지고, 여기에 피로, 스트레스가 가해지면 폭발하게 된다. 옥시토신과는 거리가 멀다.

② 공감 뇌의 기능

세로토닌과 밀접한 관계에 있는 공감 뇌도 함께 이야

기하지 않으면 안 된다. 요즈음 우리 사회는 친밀한 인간관계가 절대적으로 부족하다. 혼자 노는 아이, 독방, PC, 스마트폰……. 사람을 만나지 않아도 사는 데 지장이 없는 편리한 사회가 되었다. 그러나 이건 참으로 위험한 사회다. 문제는 이런 사회 환경에서는 사람과의 교감이 어려워진다는 것이다. 분위기를 못 읽는다. 인간관계란 서로가 생각을 교환하는 것이라 대화가 중요하지만 그 못지않게 상대의 표정, 태도 등으로 그의 마음을 읽어내는 것도 필요하다. 요즈음 사람들은 이걸 할 수 있는 훈련이 되어 있지 못하다. 한마디로 공감 능력이 결정적으로 부족하다. 거기에 세로토닌까지 부족하니 친밀한 인간관계 형성이 잘 되지 않는다. 공감이 없는 곳에 애정이 묻어날 리 없다. 독신이 해마다 증가하는 이유를 알 것 같다. 옥시토신 부족으로 행복이 뭔지도 모른다. 여기서 한 가지 중요한 지적을 하고 넘어갈 일이 있다. 혼자도 행복하다는 독신자들의 항의에 대한 반응이다.

  뇌과학적으로 행복감을 느끼는 순간은 두 가지가 있다. 독신자는 어떤 일을 성취했을 때, 큰 목표를 달성했을 때 행복하다. 이건 도파민의 쾌快 반응에 의한 보수

성격의 성취감에서 오는 행복이다. 승리의 쾌재라 불러도 좋고 대단한 만족감이라 해도 좋다. 거기 반해 애정에서 오는 옥시토신적 행복은 타자와의 공감, 일체감에서 오는 행복이다. 도파민적 행복은 "잘 했어!" 칭찬을 들을 때 증폭된다. 그러나 공감 뇌에서 오는 일체감의 행복은 그런 보수가 필요치 않다. 엄마가 아이에게 헌신적 사랑을 베풀 때 무얼 바라고 하는 건가? 자기가 행복하기 때문에 그렇게 하는 것이다. 다음 장에서 세로토닌-옥시토신 활성에 대해 자세히 이야기하겠지만 이 둘은 떼려야 뗄 수 없는 상호보완적인 관계에 있다.

전두전야는 인간 최고의 사령부다. 여기가 건전하고 활성화되어야 인간이 인간다울 수 있는 고급 기능 수행이 가능하게 된다. 편의상 4개 부위를 따로 쓰긴 했지만 세로토닌만이 아니다. 어느 하나도 단독으로 되는 게 아니고 서로가 협동한다.

알기 쉽게 운전할 때를 생각해보자.

① 작업 뇌

운전대에 앉으면 작은 용기가 필요하다. 운전 중 돌

발 상태에 대한 위험이 작동되기 때문이다. 더구나 오늘은 비가 온다. 차를 가지고 갈까? 소심한 사람은 여기서 포기한다. 작은 용기가 필요하다고 전제한 것은 이 때문이다. 이때 필요한 게 작업 뇌의 노르아드레날린이다. 그 정도 위험은 각오해야 한다. 정신 바짝 차려 주의 집중해야 한다. 그리고 모든 상황을 판단하여 운전 여부를 결정한다. 운전하기로 판단이 되면 어느 길을 어떻게 갈 것인지도 함께 판단해야 한다. 그전에 빗길에서 혼난 일을 생각하면서 종합적 상황 판단을 한 후 운전대에 앉는다. 여기까지가 작업 뇌, 노르아드레날린의 차례다.

② 의욕 뇌

운전이 시작되면 빨리 갈 수 있고 회의에 늦지도 않게 되니 신난다. 칭찬도 듣게 될 것이다. 의욕적으로 된다. 보상도 될 것이고 기분도 좋다. 이게 쾌快 신경 도파민이다. 공부하면 칭찬도 듣고 좋은 학교에도 가고 보상이 따라 온다. 공부할 재미가 생기고 더 하고픈 의욕도 생긴다. 운전도 매한가지, 해서 이를 학습 뇌라고 부른다.

③ 세로토닌의 제어

신난다고 너무 밝으면(도파민 과잉) 사고가 날지도 모른다. 이럴 때 세로토닌이 발동, 적절히 속도를 조정한다.

④ 스위칭 뇌

길이 너무 막힌다. 다른 길로 가야겠다. 내비게이션을 읽고 도로 사정, 약속 시간 등을 계산하여 어느 길로 갈 것인지를 판단, 길을 바꾼다.

06
스트레스와 옥시토신

스트레스와 옥시토신

옥시토신의 고마운 기능이라면 뭐니 해도 항스트레스성 물질이라는 사실이다. 스트레스가 걸리면 두 개의 경로를 밟는다. 주로 외부 자극에 의해 발생되는 급성 스트레스에는 시상하부를 자극 → 뇌하수체 → 부신피질의 코티솔 분비로 스트레스에 대처하는 소위 HPA 축이다. 우리 신체나 뇌에서 발행하는 만성적인 소위 정신적 스트레스는 뇌간의 봉선핵을 억제, 세로토닌 분비를 저해한다. 세로토닌 분비가 안 되면 정신적 균형이 무너지고 불안, 공황, 울증 등 여러 가지 정신적 문제를 야기한다.

그리고 스트레스는 시상하부의 자율신경 중추를 자

극, 교감신경 우위로 만들어 우리로 하여금 '공격-도피'적 반응을 일으키게 한다. ①혈압 상승, 맥박이 빨라지고 호흡이 거칠어지는 등 우리 몸이 완전히 공격 모드로 전환된다. ②혈당 분비가 많아져 인슐린 분비로 당을 지방산으로 바꾸고 내장에 비축한다. ③비만을 만든다. ④증가된 백혈구 과립구는 자기 조직을 파괴하는 등 위장병이 오게 한다. ⑤뇌압 상승으로 뇌졸중의 위험을 높인다.

중요한 소견 몇 가지만 적었지만 스트레스는 전신 반응이라 온몸에 여러 가지 문제를 일으킨다. 이를 예방, 치유하는 결정적 역할을 하는 게 옥시토신이다. 세로토닌은 스트레스에 의해 억제, 저하되지만 반대로 옥시토신은 스트레스를 억제한다. 스트레스 대처에 가장 강력한 우군이다.

여성의 스트레스 대처

여성이 의외로 스트레스에 강하다는 것은 옥시토신 영향과 무관하지 않을 것이다. 옥시토신의 기능 중 중요한 것은 스트레스를 억제하는 것이다.

임신, 분만, 육아의 과정을 지켜보노라면 여성에 대

한 존경심이 절로 든다. 어떻게 저 힘든 과정을 견뎌낼까. 참으로 놀랍다. 분만 시의 그 진통만이 아니다. 아이를 키우는 일도 보통 중노동이 아니다. 잠인들 제대로 잘 수 있는가. 그런데도 그 연약한 여성들은 잘 견뎌낸다. 거기에는 옥시토신의 항스트레스성 효과가 큰 역할을 하고 있다.

그리고 만성으로 작용하는 같은 성질의 스트레스에는 동물 특유의 적응기전이 있기 때문인데, 여기에도 역시 옥시토신이 관여하고 있다. 여기에는 여성 특유의 유연함이 큰 힘을 발휘한다. 여성은 버드나무 체질, 휘어지긴 해도 부러지지 않는다. 이게 어떤 스트레스에도 굴하지 않고 버티고 견뎌내는 힘이다. 여성이 장수하는 것도 강력한 항스트레스성과 유연함의 작용이 크다.

신체 측면에선 남성이 세다. 그러나 정신면에선 여성이 훨씬 강하다. 최근 그 어려운 고시, 인기 대학이나 학과, 남녀 불문의 입사 경쟁 등에서 단연 여성이 두각을 나타낸다. 수험 전쟁은 치열한 스트레스와의 싸움이요, 자기와의 싸움이다. 참고 견디는 인내심, 끈질긴 집념, 근성 면에서 여성은 뇌과학적으로 남성을 압도한다. 옥시토신의 영향이다. 여성은 그 특유의 유연성으로 휘어지긴 해도 부러지진 않는다. 여성의 사회 진출이 본격화되면서 소위 노른자리 경쟁에서 단연 두각을 드러낸다.

좋은 인간관계

어떤 사이든 인간관계가 잘못되면 참으로 견디기 힘들다. 더구나 이건 일과성이 아닌 만성적 스트레스로 작용하기 쉽다. 교우관계가 중요한 건 우리 일상생활에서 경험하고 있다. 서로가 배려하고 사려 깊고 공감하는 사이라면 옥시토신이 펑펑 쏟아진다. 인간관계는 기본적으로 이와 같은 이타심에서 비롯된다. 이게 기본이다. 옥시토신은 혼자만 편하면 되는 이기적이고 자기중심적인 사람에겐 발현되지 않는다. 이것은 사랑과 애정에서 분비되는 참으로 고귀한 물질이다. 심신의 평온을 위해선 타인과의 좋은 인간관계가 필수다.

요즈음 서구 사회에선 앞에서 이야기한 자애 명상을 실천하는 사람들이 늘어나고 있다. 만성 요통, 심리적 고통은 물론이고 참을 수 없는 화도 상당히 진정되는 효과가 있는 것으로 알려져 있다.

자애 명상은 어쩌면 불성佛性에 이르는 길인지도 모른다. 부처는 가르친다. '불성은 하늘에서 떨어지는 게 아

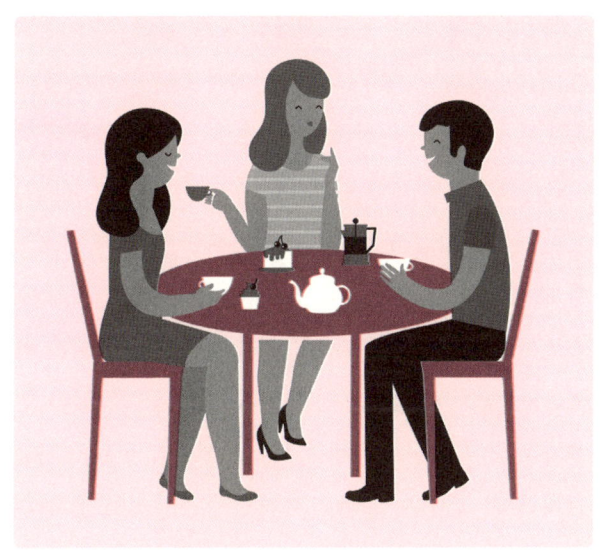

니다. 배려와 자비, 사랑을 베풂으로써 평화로움을 얻는 것', 이것이 깨달음이라고 했다. 그러고 보면 옥시토신이 깨달음에 이르는 길잡이가 된다.

옥시토신은 좋은 인간관계는 물론 그 개인의 사교성과도 밀접한 관련이 있다. 모자간의 끈끈한 끈, 성애 행동, 사람과의 접촉, 마음의 안정, 신체적 건강, 긍정적 감정으로 되는 데는 옥시토신 분비의 증가 및 활성화가 필수적이다.

대인관계의 향상, 신뢰 획득의 강화, 불안·걱정의 경감 등 옥시토신은 행복에의 유인제다. 더구나 이때는 세로토닌 분비 역시 촉진되어 행복감을 증폭, 강화한다.

옥시토신은 신체적 접촉, 정신적 융합에 의해 분비가 증가되지만 이게 부족하거나 결핍되면 여러 가지 질병이 초래된다. 심지어 자폐증, 정신분열병까지. 외상 후 스트레스 증후군PTSD, 우울증도 물론 따라온다. 불안, 반복 행동, 신뢰성 저하, 은둔형 외톨이가 될 수도 있다. 언젠가 이런 질환들에 대해 옥시토신 투여로 치료가 가능하게 되지 않을까. 실제로 옥시토신 스프레이 등 관련 상품이 시중에 나와 있다.

친밀감의 표시인 터치Touch는 좋은 인간관계 형성에 양념 구실을 한다. 그러나 인간관계가 좋은 사이라면 직접적인 터치 없이도 자기를 위해주는 따뜻한 말만으로, 전화로도 옥시토신이 분비된다. 동료와의 한가한 잡담, 수다도 물론 도움이 된다. 술 한잔도 빼놓을 수 없다. 댄스 파티, 칵테일 파티도 옥시토신 촉진제다.

즐거운 식탁, 담소, 좋은 음식을 맛있게 먹는 것은 터치 때와 마찬가지로 옥시토신 분비를 촉진한다. 왜냐하면 발생학적으로 위장과 피부는 외배엽에서 출발한 같은 연장선상에 있기 때문이다. 단 고독, 불안, 우울 등의 해소를 위해 먹는 걸로 해결하려다 섭식 장애, 비만을 초래할 수 있다.

스트레스 대처에 좋은 인간관계만 한 명약이 없다.

배려심

요즈음 우리 사회는 남보다 내가 먼저다. 남이야 어떻게 되든 내가 좋으면 그만이다. 소위 얌체족이 너무나 많아 속상할 때가 많다. 그런 이기적이고 자기중심적인 사람을 보면 화가 난다. 한 대 치고 싶은 생각인들 왜 안 나랴. 하지만 그래서 얻는 게 뭔지를 생각하면 결론은 분명해진다. 화를 냈다간 더 큰 화를 불러온다. 우린 누구나 이걸 경험으로 알고 있다. 그렇다면 해결책은 참고 용서하는 일밖에 없다. 내 자신을 위해서라도 그래야 한다.

예수는 원수를 사랑하라고 가르쳤고, 부처는 만물에 자비를 베풀라고 가르쳤다. 그게 얼마나 힘든 일인가는 우리 일상에서 익히 알고 있다.

옛날 어느 왕이 현자 노인에게 묻는다. "불교에서 가장 중요한 가르침은 무엇인가요." 노인이 답하길, "나쁜 짓 하면 안 돼. 좋은 일만 하라. 마음을 밝게 하라." 왕이기가 차서, "그거야 어린애들도 아는 소리 아니오."라고 말했다. 그러자 현자가 답했다. "그렇습니다. 하오나 소인은 80이 넘어도 그게 안 되는 걸요."

알면서도 행하긴 어려운 게 사람이다. 하지만 우리는 노력해야 한다. 앞 장에서도 강조했지만 세상 모든 걸 사랑의 눈으로 보는 노력을 해야 한다. 그럴 수 있을 때 비로소 친근감, 행복감을 느낄 수 있다. 작은 사랑의 실천에도 '하길 잘했다'는 생각이 들 때 우리 몸에는 옥시토신이 분비된다. 어디 그뿐인가. 그런 긍정적인 감정이 용솟음치게 하는 호르몬인 바소프레신, 도파민, 엔도르핀, 세로토닌 등이 함께 분출된다. 이런 삶이 계속될 때 심장 혈관 계통이 튼튼해지고 신진대사가 활발해지며 항스트레스성이 강화된다. 건강, 장수할 수밖에 없다.

물론 이런 착한 심성은 하루아침에 길러지지는 않는다. 연구에 의하면 사랑을 듬뿍 받고 애착과 신뢰가 바탕이 된 아이일수록 어른이 되면 윤리적 도덕적 이야기를 들을 적마다 생리적으로 좋은 정서 반응이 일어나며, 윤리적 심성을 이끌어내는 옥시토신이 더욱 방출된다고 한다. 스트레스 대처에 이보다 현명한 방법이 없다.

07
건강과 옥시토신

세계 장수촌 이야기

누구나 장수촌에 살고 싶다. 해서 장수촌에 대한 연구가 많이 되고 있다. 옛날 장수촌으로 알려진 명소는 현대 의학적 소견으로는 사실과는 다르다는 것이 드러났다. 최근 비교적 신뢰할 만한 조사에 의하면 세계적 장수촌은 이탈리아 사르데냐, 미국 로마린다, 코스타리카 니코야, 일본 오키나와 등으로 나와 있다. 이들 지역을 블루존Blue Zone으로 부르고 있다. 최근 그리스의 이카리아 섬이 포함되고 일본의 경우 오키나와 대신 나가노 현으로 바뀌고 있다.

장수촌 사람들의 특징 몇 가지를 요약하면,

① 매일 신체를 움직인다.
② 건강한 식습관을 갖는다.
③ 금연한다.
④ 매일 낮잠을 잔다.
⑤ 기분이 안정되고 이웃과 잘 지낸다.

한마디로 '세로토닌 – 옥시토신'적인 생활을 하고 있다. 크게 욕심이 없다. 아등바등 경쟁이 없다. 성공이란 개념도 우리와는 다르다. 자연에 순응하고 자연스런 생활이다. 낮잠 역시 인간의 생활 주기에 따른 자연스런 생리 현상이다. 적절한 운동, 건강한 식습관, 이런 생활에선 스트레스가 달리 생길 수도 없거니와 마음이 평화롭고, 이웃과 사이좋게 서로 돕고 지낼 수밖에 없다.

이런 생활 환경, 생활 양식으로는 인간이 원래 갖고 태어난 자연 치유력이 점점 증강될 수밖에 없다. 항상성이 유지되고 면역이 튼튼해져 부상을 입어도 조직 자생력이 튼튼하니 병도 안 나거니와 나도 절로 잘 낫는다. 세로토닌 – 옥시토신적 생활이 건강에 직결된다는 사실이 장수촌 연구에서 확증된 것이다.

로제트 효과

미국 펜실베이니아에 있는 시골 마을. 주민의 구성이나 생활 습관도 여느 미국 마을과 크게 다르지 않다. 이탈리아계가 좀 많은 편이지만 바로 이웃 마을은 더 많다. 그런데 로제트 마을엔 심장병이 없는 것으로 알려져 있다. 65세 이상 남성의 심장병에 의한 사망률은 국가 평균의 반에 지나지 않고 55~64세까지는 전혀 없었다는 게 지난 50년간의 추적 연구 결과다.

노스캐롤라이나 연구팀이 원인 조사차 몇 차례나 방문했지만 별다른 소견을 발견할 수가 없었다. 해답은 인문학 전공의 대학원생으로부터 나왔다. 마을 공동체라는 게 결론이었다. '주민들끼리 아주 친밀한 관계'를 유지한다. 골목에서 마주치면 공부하러 떠난 아이들 안부도 묻고 누구 집에 맛있는 냄새가 나면 몰려가 얻어먹는 등 그야말로 시골 인정이 물씬 나는 동네다. 주민들은 서로 다투는 일도 없고 낙천적이다. 세로토닌-옥시토신 마을의 표본이다.

돌이켜 생각해보면 내가 자란 고향 마을이 꼭 그러했다. 앞, 뒷집엔 담장도 없고 온 마을이 같은 성씨라 그야말로 대가족이었다. 손님이 와도 그 집안만의 손님이 아니다. 온 마을 전체의 손님이다. 한 집안에 작은 잔치라도 열리면 며칠간 온 동네에 연기가 나지 않는다. 음식을 해 들고 잔칫집으로 찾아가 아예 며칠 거기서 지내기 때문이다. 제사가 있는 밤이면 온 마을 사람들이 함께 모시고, 제삿밥을 먹는다. 인간 사회에 어찌 다툼이 없으랴만 동네에는 어른이 있어서 그의 중재로 어지간한 갈등이나 문제는 풀려간다. 우리 어린 시절엔 가난했지만 참으로 평화롭고 행복했다.

심장은 고독을 싫어해

사람이 귀찮아 혼자 조용히 숨어 지내고 싶은 이들이 적지 않다. 선마을에도 가끔 그런 사람들이 이름도 숨긴 채 찾아오기도 한다. 물론 이런 경우, 짧은 휴식은 그에겐 큰 도움이 된다. 그러나 인간은 본능적으로 고독을 피하게 되어 있다. 맹수를 비롯하여 무서운 원시의 세계에서 고립해서 산다는 건 당장 생존 자체가 불가능한 일이다. 인간은 태어나면서 함께 생활하도록 유전자에 각인되어 있다. 함께 살기 위해 인간은 싫어도 이타적으로 될 수밖에 없다. 혼자면 당장 심장에 부담이 온다. 행여나 무슨 일이? 하고 긴장을 하게 된다.

일본 연구팀은 대동맥에 옥시토신 수용체가 있다는 걸 발견했다. 최신 연구에 의하면 심장뿐 아니라 전신의 혈관에 수용체가 분포되어 있어 심장을 지키는 역할을 하고 있다. 일산화탄소$_{CO}$ 방생으로 혈관이 확장, 혈압이 저하된다. 이게 노화 방지에도 직결된다. 옥시토신이 동맥경화를 방지한다.

현대인의 적 고혈압, 동맥경화, 뇌졸중 등 심장 맥관 질환의 예방 치유제는 바로 옥시토신이다. 평화롭고 사랑에 넘치는 생활이 심맥관의 건강을 지켜준다는 게 고맙다. 독신자의 평균 수명이 건강한 기혼자에 비해 아주 짧다는 보고를 뒷받침하는 좋은 자료이다. 고독병은 우울증뿐 아니라 심장병을 만든다. 홀로족이 날로 증가하고 있는 현대사회에 큰 경종이 아닐 수 없다.

사랑의 인간관계

부부 사이가 좋은 건 건강에 절대적인 조건이다. 좋은 친구, 멋진 이성 친구를 갖는 것 역시 옥시토신 분비를 촉진한다. 건강의 대적 산화 스트레스를 줄이는 데도 옥시토신의 역할이 크다. 부부 사이가 나쁘면 동맥경화의 위험도가 높아진다.

상처가 치유되는 데도 옥시토신이 관여한다. 새로운 혈관이 생기는 걸 '혈관 신생'이라고 하는데 상처 회복이나 몸의 성장에는 혈관 신생이 필수조건이다. 혈관 내벽에 풍부한 옥시토신 수용체가 분포되어 있는 것도 최근에 발견된 사실이다.

심근 세포 역시 재생된다는 게 최근 연구 결과이며 식사, 운동 등 생활 습관 개선으로 상처받은 심장이 거의 원상으로 회복되는 예도 적지 않다. 여기에도 옥시토신과 밀접한 연관이 있다는 게 최근 발견되었다. "심장은 사랑과 부드러움을 필요로 한다." 선행 연구자들의 이 말을 잘 새겨들어야 한다.

건강, 장수를 위해서는 여러 가지 생활 습관이 개선되어야 하겠지만 그 가운데 중요한 것이 밝고 긍정적인 마음이라는 게 건강장수학회의 결론이다. 다이어트, 운동을 아무리 열심히 한다고 해도 마음속에 미운 사람이 있다고 생각해보라. 생각날 적마다 분노가 치솟는다. 혈압이 오르고 숨이 거칠어진다. 온몸에 공격 명령이 하달된다. 이 사람이 건강하리란 건 기적이다. 따뜻하고 사랑에 넘치는 마음, 세로토닌 - 옥시토신적 생활이 건강의 기본 바탕이란 사실을 다시 한 번 상기하기 바란다.

08
힐링과 옥시토신

힐링의 3대 물질

지친 심신의 피로를 풀어주고 편안한 휴식을 주는 대표적 물질 3가지는 ① 행복의 세로토닌(S) ② 애정의 옥시토신(O) ③ 숙면의 멜라토닌(M)이라 할 수 있다.

도파민도 기분을 고양시키고 의욕적으로 만들어 그간의 힘든 노력에 대한 보상을 해준다. 그러나 이 물질은 수험생이나 시합을 앞둔 선수인 경우 힘든 노력을 하고 합격, 승리한 경우에만 솟아나는 보상성의 기분이다. 승리를 위해 노력을 기울이는 등 스트레스(노르아드레날린)를 이겨내야 얻을 수 있는 이 도파민 물질의 보상은 자칫 습관성, 의존증을 만들 수 있기 때문에 힐링 물질에선 제외된다.

힐링의 3대 물질은 우리 일상에서 시간대에 따라 활성화되는 양상이 달라지며, 일정한 주기가 있어서 활동 양상에 따라 또 달라진다.

우선 각성 시에는 세로토닌과 옥시토신이 활성화된다. 수면 시에는 이 두 물질은 잠잠해지고 대신 수면 물질 멜라토닌이 활성화된다. 힐링이나 휴식에 숙면보다 더 좋은 게 없다는 건 우리 경험으로 잘 알고 있다.

아침에 눈을 뜨면 멜라토닌은 잠잠해지고 기상을 상쾌하게 하는 세로토닌이 활성화된다. 그리고 가족과의 단란, 즐거운 아침 식사를 하는 동안 애정 호르몬 옥시토신이 분비된다. 낮 동안 일을 할 때는 세로토닌이 주로 활동하지만 동료와 단란하게 담소를 나눌 때는 애정 호르몬 옥시토신이 분비되기도 한다. 그러나 본격적인 활동은 퇴근 후 시간이다. 동료들과의 담소, 한잔 술에도 동료애가 넘친다. 귀가 후 가족과의 단란한 시간, 스킨십, 성애 등을 나눌 때면 옥시토신 분비가 최고조에 달한다. 그리고 밤이 되면 다시 멜라토닌의 무대로 바뀐다.

세로토닌과 옥시토신의 분비 촉진이나 활성화를 위한 행동, 기법이 다르긴 하지만 실생활에서 둘을 엄격히 구별하기란 쉽지 않다. 또 둘은 상호보완적이기도 해서 본서에서는 둘을 합쳐 '세로토닌 – 옥시토신 생활S-O-LIFE'로 부르기로 한다.

멜라토닌은 세로토닌을 원료로 만들어지기 때문에 S-O 생활에 충실해야 밤에 숙면도 취할 수 있게 된다. 한마디로 행복과 사랑이 넘치는 생활이 본서가 지향하는 목표이다.

이를 위한 하루 생활 주기표를 개략해본다.

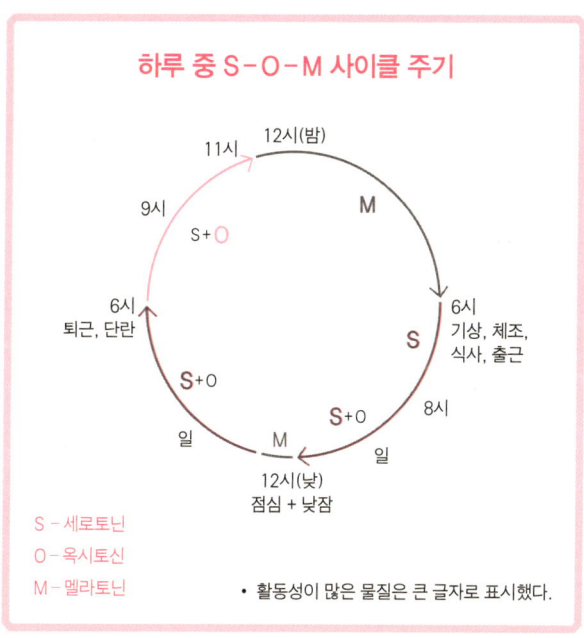

그루밍 Grooming

그루밍은 엄마가 아기를 안고 쓰다듬고 토닥이는 행동을 말한다. 울던 아기도 그만 조용해진다. 그루밍은 달래고 위로한다는 뜻도 있다. 스트레스를 받을 때 그루밍은 이를 완화하는 기능을 하는데, 이때 아기가 편안해지고 울음을 그치는 건 옥시토신이 분비되기 때문이다. 아기가 엄마의 사랑을 확인하고 애착 관계가 형성되면 엄마와의 사이에 끈끈한 끈이 형성된다. '세상에 태어나길 잘했다. 나는 보호받고 있다. 엄마는 언제나 내 곁에 있어 나를 돌봐준다.' 이런 마음이 들 때, 아기에게 세상은 믿을 만하구나 하는 '기본적 신뢰감 Basic Trust'이 생겨난다. 자라면 이러한 신뢰감이 인간관계를 좋게 하는 기본적 바탕이 된다. 이게 없으면 아이는 세상을 불신하고 누구와도 친근한 인간관계를 맺을 수 없는 외톨이가 된다. 세상을 원망하며 피해 의식으로 가득 찬다. 정신과에선 이들을 외로운 늑대 Lone Wolf라고 부른다. 외로운 늑대들은 가끔 총기 난사 등 끔직한 범죄를 저질러 세상을 발칵 뒤집어놓기도 한다.

성장 과정 중에도, 어른이 되어서도 사회적 그루밍은 하는 쪽, 받는 쪽 모두에게 친근, 친밀감을 안겨주며 좋은 힐링이 된다. 옥시토신은 물론이고 세로토닌도 함께 분비된다.

쥐 실험에서도 스트레스를 받은 쥐가 자기 얼굴을 쓰다듬는 셀프 그루밍Self Grooming을 함으로써 스트레스를 완화하는 것을 볼 수 있다.

스트레스 시 HPA 축(시상하부-뇌하수체-부신 축)이 활성화되면 시상하부에 CRH(부신피질 자극 호르몬) 분비 → 하수체 ACTH(부신피질 자극 호르몬) 분비 → 부신 코티솔 증가로 그루밍을 유발, 증폭시킨다. 그렇게 함으로써 스트레스가 완화되며 긴장 해소, 뇌파가 서파화된다. 이때 그루밍에 관계하는 흑질黑質, Substantia Nigra 등 도파민 신경과 전두전야, 선조체, 측좌핵 등 보수계를 자극해 기분을 좋게 한다.

물론 과도한 그루밍은 강박증을 만든다. 손 씻는 행위, 털을 뽑는 행위 등은 스트레스 완화를 위한 일종의 셀프 그루밍이다. SSRI로 치료하면 우측 안와전두피질, 미상핵 활동 개선이 보인다.

엄마와 아기의 피부 접촉+그루밍은 엄마의 스트레스 완화는 물론이고 릴렉스, 뇌파의 서파화, 얼굴이 따뜻해지며 전반적으로 부교감 우위로 된다. 물론 아기도 같은 반응을 보인다.

마사지

옛날엔 형제가 평균 6명, 한 방에서 한 이불 덮고 잤다. 밤중에 이불 쟁탈전도 일어나는 등 접촉 문화에 익숙해 있었다. 요즈음은 아이도 하나, 독방에서 혼자 지낸다. 그래서일까. 특히 낯선 사람과의 접촉을 아주 싫어한다. 건강하지 못하다는 증거다.

 스킨십을 좀 더 진하게 하는 방법으로 마사지가 있다. 마사지를 받고 자란 아이는 성장도 빠르며 무엇보다 정서적 안정감이 좋아서 주의 집중력, 자라서도 학습 능력도 좋고 공격성, 충동성이 확실히 줄어든다. 스웨덴에선 마사지가 일상으로 행해진다. 보육원에서 캥거루처럼 아이를 안고 키운다. 보육기에서 자란 아이와는 비교가 안 되게 정서적, 신체적 발육이 빠르다.

 병원에서도 '접촉 마사지'를 시행하는데, 특히 고령 환자는 통증이 줄어들고 숙면하게 되고 의식이 명료해지고 사교적으로 된다는 연구 보고가 있다. 실제로 여러 가지 생리 지표도 안정적인 방향으로 움직인다. 마사지는 항스트레스 효과도 크다.

요즈음은 여러 가지 이유로 아이들과의 신체 접촉을 금하고 있다. 성폭력으로 비칠 수도 있고, 인권 문제까지 들먹인다. 최근 청소년의 폭력, 충동성은 우리의 우려를 낳고도 남는다. 마사지와 스킨십이 하나의 기법임을 새삼 권고하고 싶다.

어떤 목적이든 어떤 관계이든 애인 사이가 아닌 이상 이성간의 신체적 접촉도 금기시되어 있는 게 요즈음 우리 사회의 현실이다. 자칫 성폭력으로 몰릴 수 있기 때문이다. 건전하고 건강한 접촉마저 허용되지 않는 현실이 안타깝다. 홀로족이 늘어나는 고독 사회가 결코 건강한 사회는 아니다.

가벼운 터치Touch의 효과

옥시토신 분비를 촉진하기 위한 방편으로 가벼운 터치가 효과적이다. 1분간 약 40회 정도, 손가락으로 가볍게 태핑 터치Tapping Touch 함으로써 다음의 효과를 얻을 수 있다.

① 혈압의 저하
② 통각에 둔감
③ 스트레스 호르몬의 저하
④ 성장 촉진
⑤ 타자와의 상호관계 증진
⑥ 학습 효율의 향상

여러 인간관계에서도 터치는 좋은 반응을 보인다. 직장 동료나 스포츠팀 사이에 동료 의식이나 집단 귀속 의식이 강해진다. 득점한 동료를 껴안고 뒹구는 축구의 골 세리머니를 생각하면 쉽게 이해할 수 있다. 민족적으로는 미국인보다 프랑스인이 터치를 더 많이 한다.

이별이나 질병, 사별도 서로에게 터치가 부족했던 결과로 나타날 수 있다. 터치는 호감의 표시이며 좋은 인간관계 형성에 촉매제가 될 수 있다. 그룹 내 친밀도, 우호도가 증가하며 건강에도 좋다.

물론 이런 터치를 싫어하는 경우도 있다. 요즈음은 특히 '나홀로족'이 많아서 별 호감이 가지 않는 사람으로부터 오는 터치를 아주 싫어한다. 자칫 성폭력으로 몰릴 수도 있다. 이런 맥락에서 앞에서 언급한 것처럼 마사지

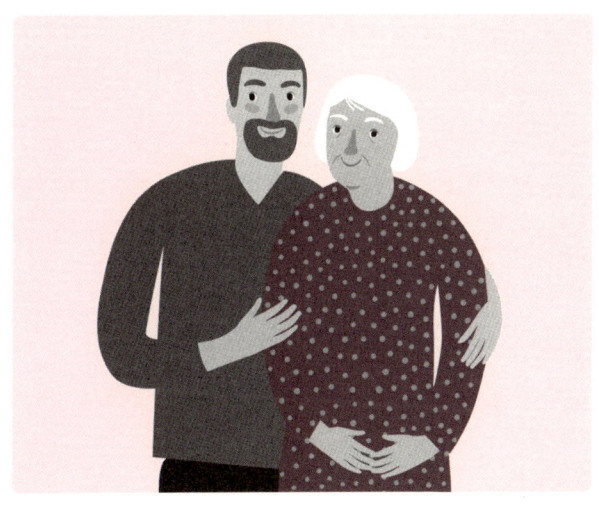

를 서로 주고받고 함으로써 친근감은 물론이고 옥시토신 분비가 촉진될 수 있다.

여러분은 말기 암으로 내일이 머지않은 환자를 찾아간 적이 있는가? 무슨 말을 어떻게 했었는가? "빨리 일어나세요. 그 집에 한잔 하러 가야지요. 이제 곧 얼음도 녹는데 산행도 가야지요." 혹시 이런 말을 하진 않았는가. 위로와 격려로 쉽게 할 수 있는 말이다. 하지만 환자는 알고 있다. 이게 마지막이라는 걸. 한잔 하자니? 꿈같은 이야기라는 것도 알고 있다. 여러분이 어렵게, 모처럼 한 격려의 말이 그에게는 그리 큰 울림을 주지는 못한다. 그럴 땐 아무 말도 하지 말라. 조용히 그의 손을 잡고 그윽하게 바라만 보아라. 그도 알고 있다. 내가 무슨 말을 하고 있는지. 그게 가장 적절한 문안 행위이다. '간호'의 간 자는 看으로 쓴다. 손手을 잡고 눈目으로 바라본다는 뜻이다.

이야기가 좀 무겁게 되었지만, 만진다는 행위에는 이렇게 깊은 인간적 의미가 담겨 있다.

함께하는 힐링

손잡고 하는 라인 댄스, 서클 댄스, 북을 치는 등의 리듬 운동을 함께함으로써 동료애가 생긴다. 호흡, 율동을 맞추어 함으로써 팀스피릿Team Spirit이 생겨 옥시토신 분비를 촉진한다. 기도문을 함께 암창하거나 박수를 치며 합창하는 것도 도움이 된다. 정적인 요가나 명상, 규칙적인 심호흡 등도 여럿이 함께하는 게 효과적일 수 있다. 선마을에선 와식 명상(점심 후 낮잠을 자거나 잠이 안 오면 누워서 휴식하거나 명상을 하는 시간), 산을 옮겨 다니면서 자연과 함께 하는 자연 명상도 고객들이 아주 좋아하는 프로그램이다. 서로를 아끼고 배려하며 위해주는 마음이 통하기 때문이다.

어떤 경우에도 인간은 타고나길 이타적이다. 남과 잘 지내고자 하는 건 인간의 생존 전략이며 본성이다. 일부러 적을 만들고자 하는 사람은 없다. 사람을 만나면 즐겁게, 친하게 지내려고 하는 건 인간으로서 지녀야 할 자세의 기본이다. 차분히, 편안히 잘 쉬고 그리고 즐겁게 잘 지내도록 되어 있는 게 인간의 본성이다. 옥시토신적인 삶이 자연스럽게 되어 있는 게 인간이다. 어렵게 생각할 것 없다.

우리 문화원에서 중학생, 국군 장병에 북(드럼) 클럽을 만들어주는 이유도 여기 있다. 스트레스 해소는 물론이고 리드미컬한 운동으로 세로토닌이 활성화되어 정서적으로 안정이 된다. 함께 시간을 보내고 호흡, 리듬, 동작 등을 함께 익힘으로써 끈끈한 동료애, 전우애가 생긴다. 이를 통해 우리는 참으로 감동적인 장면이나 스토리를 많이 듣고 있다.

지난 연말에 국군 드럼 클럽이 감사의 뜻으로 축하 공연을 했다. 공연이 끝나고 한 장병이 마이크를 청해 잡더니, "저는 여러분이 걱정하는 관심 병사입니다. 함께 북을 치면서 스트레스 해소는 물론이고 동료가 얼마나 소중한가를 깊이 깨달았습니다. 그리고 동료와는 주먹이 아니라 사랑의 관계란 것도 알았습니다. 이제 저는 부대로 돌아가 착한 군인이 되어 임기를 마치고 만기 제대하겠습니다." 장내에는 우레 같은 기립 박수가 터졌다. 군인들이 물러간 뒤 감동한 한 청중이 그 부대에 북클럽을 하나 더 만들기로 하고 즉석에서 기부금을 내주었다. 참으로 감동적인 장면이었다. 군과 민이 함께 나라를 걱정하고 위로, 격려하는 이런 모임이 곧 전쟁 억제력으로 작용하리라는 확신이 섰다.

낯익은 장소

낯선 곳에 가면 긴장, 불안하다. 그러나 낯익은 곳, 특히 자기가 사는 집이나 둥지에선 안전감과 함께 안심이 된다. 엄마 품에 안긴 듯한 기분이 들기 때문이다. 나이 들어 귀향하게 되는 사연도 그래서다. 낯선 타향살이보다 고향에 오면 마음이 넉넉하고 푸근해진다.

어쩌면 죽을 준비를 하기 위한 귀향이다. 요즈음은 병원에서 임종을 맞게 되는 경우가 많지만, 자기 집에서 맞는 게 가장 이상적이다. 자기 손때 묻은 방, 가구, 이불, 앞뜰에 제 손으로 심은 감나무, 그리고 제 손으로 키운

자식들이 지켜보는 데서 임종을 맞는 게 가장 편안하다.

인간은 죽음을 완전한 것으로 생각진 않는다. 자기의 많은 부분이 그대로 남는다는 생각을 하는 이상 '완전한 죽음=끝'이라는 생각을 않게 된다. 임종을 못 하면 불효라는 말도 이에서 비롯된다. 늙어 귀향하게 되는 심리가 이해된다. 사랑하는 이의 손을 잡고 조용히 눈을 감을 수 있는 사람이 행복하다. 옥시토신이 충만하기 때문이다.

단골집을 찾게 되는 것도 거기 가면 주인과의 친밀함, 신뢰감, 친근감, 정이 있고 편안하기 때문이다. 이런 기분은 모두 옥시토신 분비를 촉진한다.

옥시토신의 애정 나무

옥시토신은 한마디로 애정이다. 이를 근간으로 옥시토신의 다양한 기능을 나무로 그려본다.

어릴 적 애착 관계는 주로 모자간에서 형성되며, 자라면서 아빠, 형제, 친구들로 외연이 확대되어 나간다. 그러나 여기서 그치는 게 아니다. 애착 관계는 자기가 가족처럼 기르는 애완동물에게도 생기고 특정 장소나 자기 자신의 애장품에도 생긴다. 같은 만년필도 애인의 선

옥시토신 나무 (모베리 성장도를 축약)

- 호기심
- 불안 경감
- 모성 행동
- 좋은 인간관계
- 성애
- 분만
- 젖
- 코티솔 증가
- 혈압 상승
- 성장
- 영양 축적
- 면역 활성
- 편안
- 통각 감소
- 코티솔 감소
- 혈압 감소

가지: 출산, 대인관계, 다가서는 활성, 멀어지는 시스템, 성장

뿌리: 애정

물인 경우 거기엔 특별한 의미가 부여되고 더욱 진한 애착을 갖게 된다. 정신분석에선 이를 애정 부착 Cathexis이라 부른다.

09
옥시토신 활성 기법

옥시토신의 여러 측면에 대한 논의를 축약해서 구체적인 실천법을 약술한다.

사랑이 넘치는 생활을
옥시토신은 애정 호르몬이 그 대표적인 기능이다. 애정 없이 옥시토신도 없다. 연인은 물론이고 부부, 가족, 이웃, 친구, 직장 동료, 애완동물에까지 사랑으로 대하고 사랑에 넘치게 해야 한다. 모성애, 가족애, 향토애…… 애정을 쏟아야 하는 대상은 끝이 없다.

여성의 축복
여성인 경우 분만, 수유 경험이야말로 지고의 행복을 보장한다. 옥시토신만이 아니고 세로토닌도 가세하여 최고의 행복감을 안겨준다. 이건 남성으로 태어난 이상 꿈도 꿀 수 없는 일이며 여성으로 태어난 축복이 아닐 수 없다.

성 행동

남녀의 애정은 유별나다. 생각만으로 가슴이 두근거리며 무엇을 해도 그를 위해서라면 아깝지도 않고 두렵지도 않다. 그리고 뜨거운 포옹, 농밀한 키스, 섹스에 이르러 옥시토신은 절정에 이른다.

스킨십Skinship

엄마가 수유할 적에도 가급적 아이와의 피부 접촉면을 넓혀서 접촉이 많이 되도록 하는 게 좋다. 친한 사람끼리는 손을 잡고 어깨동무하고 포옹도 한다. 옥시토신을 자극한다. 특히 좋아하는 사이, 사랑하는 사람이면 더 좋다. 가까이 있거나 정신적 지지를 받거나 뜨거운 포옹을 하는 것은 옥시토신과 밀접한 관련이 있다. 연인들을 조사한 결과 포옹 수와 분비되는 옥시토신 양은 정비례한다는 결과가 나왔다. 실제로 옥시토신이 분비되면 혈압이 낮아지는 등 건강에도 좋은 결과를 얻게 된다. 옥시토신이 일명 포옹 호르몬이라 불리는 이유다.

힐링 터치 Healing Touch

손가락으로 가볍게 터치하는 자극으로 옥시토신이 분비된다. 둘이서 교대해가며 주고받는 식으로 진행한다. 각자 15분의 짧은 시간, 가벼운 태핑 터치 Tapping Touch지만 아주 기분이 상쾌하며 친근감을 느낀다.

마사지

하는 쪽, 받는 쪽 모두 기분 좋다. 리드미컬한 자극으로 세로토닌도 함께 분비된다. 아로마를 함께 쓰면 효과는 배가한다. 향기가 뇌를 직접 자극해 자율신경 조절, 릴렉스를 돕고, 스킨십을 통한 옥시토신 분비로 스트레스 억제, 대사 활성, 긴장 완화 등의 효과가 있다.

친구와의 단란한 시간

친한 친구나 직장 동료와의 수다, 술 한잔에도 친근감, 동료애를 자극하는 옥시토신이 분비된다. 직접 대면하지 않고 전화를 하는 경우에도 분비가 된다.

자연음 힐링

물소리, 새소리, 바람 소리 등 자연의 소리는 힐링 효과가 크다. 자연에의 사랑을 일깨워 세로토닌은 물론이고 옥시토신이 분비된다.

그루밍 Grooming

이미 설명된 기법이긴 하지만 여러 가지 기법이 혼합된 독특한 행동이므로 다시 설명해두고자 한다. 토닥거린다, 달랜다, 피부 접촉, 가벼운 터치, 마사지, 손을 잡는다, 허깅 Hugging 등 여러 가지 친근감을 표시하기 위한 모든 행동을 그루밍이라 부른다.

친절을 다한다

우리는 앞 장에서 친절이 주는 사회생활에서의 유용도와 자기 자신의 건강 장수에 이르기까지 자세히 언급한 바 있다. 영국 글래스고 대학 유기화학 박사인 데이비드 해밀턴은 친절의 3주간 운동을 펼치고 있다. 3주간 계속하면 친절은 습관으로 되어 굳이 의식해서 하지 않아도 절로 된다. 바빠서 매일 그럴 수 없는 사람은 주당 하루를 '친절을 3회 실행하는 날'로 정해서 하는 것도 좋은 방법이다. 언뜻 어떻게 하는 게 좋을지 아이디어가 떠오르지 않는 사람을 위해 그의 리스트를 참고로 필자가 권하는 방법을 이 책 권말에 함께 부기해둔다.(128쪽 참조)

감정 표출을 한다

감정을 억제하면 유암 발생율도 높아지고 진행도 빨라진다는 건 잘 알려진 사실이다. 특히 부정적인 감정을 억압할수록 이런 부정적인 측면이 훨씬 강하게 나타난다. 옥시토신 분비로 감정 표출을 억제하면 줄어든다고 하나, 감정은 부정적이든 긍정적이든 슬기롭게 표출하는 게 옥시토신 분비에도 도움이 될 뿐 아니라 건강에도 좋다.

애완동물과 함께 지낸다

사람과의 교감도 좋지만 애완동물과 함께 지내는 편이 오히려 옥시토신 분비에 더 좋다는 보고도 있다. 사람은 때론 귀찮기도 하고 신경이 쓰이기 때문이다. 사망률 조사에서도 애완동물이 없는 경우의 사망률이 4배나 더 높다는 보고가 있다.

애완동물과의 시간엔 혈압도 낮아지고 울증도 가시

고 스트레스 완화가 되는 등 건강에도 좋다. 이런 현상은 애완동물에게도 똑같이 나타나는 걸로 보고되었다. 그리고 애완동물뿐 아니라 식물을 정성껏 가꿀 때도 같은 효과가 나타는 걸 하버드 연구팀이 양로원 연수에서 밝혀냈다.

침針의 효과

침의 치료적 효과에 대한 현대 의학적 규명은 완전하지 않다. 그러나 여러 학자들의 연구에 의해 밝혀진 몇 가지만 요약하겠다.

침의 피부 자극은 체성구심성 지각신경을 자극, 중요한 경로를 통해 대뇌피질까지 전달된다. 중요 핵들을 통과하는 사이에 침 자극으로 인해 발현되는 몇 가지 효과를 요약하면 다음과 같다.

① 옥시토신의 분비로 안락감 생성
② 뇌내 마약성 오피오이드 분비로 진통 작용
③ 세로토닌 분비로 항불안 작용
④ 시상하부에 자율신경 조정으로 내장 질환에 효과

10
세로토닌 - 옥시토신 생활

전술하다시피 세로토닌과 옥시토신은 닮은 데가 많다. 따라서 하나가 활성화되면 다른 쪽도 활성화되기 때문에 둘을 합쳐 함께 실시하는 게 실용적이다. 왜냐하면 우리 일상에서 이건 세로토닌이다, 저러면 옥시토신이 분비된다고 딱 갈라서 이야기하는 게 별 의미가 없기 때문이다.

옥시토신 활성 기법은 전술하였으므로 여기서는 세로토닌 기법 중심으로 함께 약술하면서 S - O 활성 기법을 설명하겠다.

밝은 인사
모든 인간관계는 밝은 인사에서 출발한다. 매일 만나는

가족이나 동료에게도 아침이면 반가운 인사를 건네자. 그것만으로 서로의 마음이 밝아지고 상쾌하다. 밝은 미소, 고운 말씨가 절로 나온다.

아침 지하철에서 밝은 얼굴을 한 사람을 보게 되면 괜히 내 기분도 밝아지고 좋아지는 경험을 누구나 해봤을 것이다. 누군가와 눈이 마주치면 모르는 사이라도 눈인사를 건네라. 하루가 기분 좋게 시작된다.

설렘

남녀가 만나면 가벼운 설렘이 있어야 한다. 그래야 어떤 관계든 잘되어 나간다. 그게 없으면 그냥 두 사람이 만난 것이다. 어떤 만남이라도, 나이가 많아도, 이성을 만나는 이상 자신을 매력적으로 꾸며야 한다. 남녀가 아니더라도 아침에 눈을 뜨면 설레는 일이 기다리고 있어야 한다. 어제 사놓은 책도 좋고 친구가 사다준 커피, 쿠키도 좋다. 그게 없다면 만들어라.

아침 1시간의 매직 Magic

평소보다 아침 한 시간만 일찍 일어나보라. 세상이 달라 보이고 당신의 운명이 달라진다. 아침의 여유, 지하철에 앉아 공부를 할 수 있다. 출근 러시를 피하는 것만으로 그날 하루가 성공적으로 진행된다.

대지를 걸어라
제일 좋기는 아침 신선한 태양 아래 20분간 걷는 것이다. 세로토닌 워킹, 조킹Joking을 하는 것도 좋다. 걷는 게 인간의 본성이란 사실을 체득한다면 그것만으로 당신의 100세 건강은 보장된다.

계단을 올라라
하루 100계단은 기본이다. 숨이 차다. 천천히 심호흡하는 것으로 세로토닌 분비가 된다. 다리가 튼튼해진다. 100세까지 내 발로 걸을 수 있는 기본 훈련이다.

오래 씹고 천천히 먹기(세로토닌 활성식)
한 입에 30회 천천히 씹고, 즐거운 사람들과 담소를 즐기며 먹어라. S-O 생활에 이보다 좋은 처방은 없다.

- 세로토닌의 원료인 트립토판이 많이 함유된 식재
  : 바나나, 유제품, 계란, 콩, 아보카도

적절한 운동

사람들은 대체로 몸을 위해 운동을 한다. 하지만 그보다 더 중요한 건 뇌 건강을 위해서다. 운동 후엔 기분이 상쾌하다. 뇌가 활성화된다. 머리가 잘 돌아간다.

박수를 치며 노래

여럿이 함께하면 더욱 효과적이다. 박수를 치는 것만으로 리드미컬 운동이 되고 세로토닌이 분비된다. 함께 노래를 하면 옥시토신이 펑펑 쏟아진다.

신나게 춤을

탱고 같은 어려운 춤은 과정이 힘들다. 아주 쉽게 따라할 수 있는 게 좋다. 라인 댄스나 제멋대로 추는 고고도 좋다.

숲속에서 시간을

자연의 위대한 치유력을 받아들여라. 숲속에 그냥 있는 것만으로 좋은 힐링이 된다. 조용히 바위 끝에 앉아 명상을 하면 일품이다.

감동의 눈물 + 웃음

웃음보다 더 강력한 힐링제가 감동의 눈물을 흘리는 일이다. 울고 나면 속이 후련하다. 좋은 영화나 감동적인 소설에 빠지는 것도 좋다.

여기에 대한 하이토의 구체적 연구에 의하면 감동적인 영화와 코미디 영화를 수유 중인 엄마에게 보여주고 난 후의 소견을 다음과 같이 결론짓고 있다. 감동적인 영화를 본 엄마 그룹이 훨씬 더 기분이 좋아져 옥시토신 분비도 많아지고 모유 분비가 촉진되었다고 한다. 이때는 당연히 세로토닌 분비도 촉진된다는 건 감동의 눈물과 세로토닌의 관계에서 이미 밝힌 바 있다. (『세로토닌의 힘』 참조)

함께 북을 친다

리드미컬한 운동으로 정서 안정은 물론이고 스트레스 해소에도 절대적이다. 직접 쳐도 좋고 듣는 것도 좋다.

명상(호흡)

조용히 앉아(의자나 바닥 또는 자기가 편한 대로) 허리를 꼿꼿이 펴고 손은 대퇴부 위에 편안히 놓고 눈을 살

짝 감고 천천히 호흡에 집중한다. 내쉴 때는 입을 가늘게 벌려 길게, 깊게, 부드럽게, 아랫배가 등에 붙는다는 기분으로 완전히 내쉰다. 다음 들이마시는 건 코로 배가 불룩해질 때까지 한다. 하다 보면 호기가 흡기보다 2~3배 길어진다. 이건 훌륭한 리듬 운동이어서 세로토닌이 쏟아져 마음이 편안해진다.

봉사활동

인간은 이타적 동물이다. 남을 위해 봉사활동을 하거나 관대, 자비를 베풀고 나면 기분이 좋다. 긍지와 자부가 함께 우러난다.

기도

누군가를 위해 간절한 기도를 한다는 건 자신을 위해서도 참 기분 좋은 일이다. 그리고 그 기도로 상대가 잘될 때도 있다. 기도의 효과를 실제로 증명한 사례도 많이 보고되고 있다.

자기 팀 응원하기

가급적이면 현장에서 하는 것이 더 효과적이다. 동료와

함께하는 박수, 어깨동무, 합창, 고함 등 모두 옥시토신 분비의 종합판이다.

요가

천천히 부드럽게 호흡 조절을 해가며 하는 리드미컬한 운동이다. 전통적인 요가는 명상 호흡의 성격이 강해서 세로토닌 분비에 아주 효과적이었다. 요즈음은 미용 체조적 성격이 강하긴 하지만 리드미컬한 운동이어서 세로토닌 분비에 아주 효과적이다.

몸의 유연성과 함께 적당한 운동 효과까지 함께 함으로써 건강에도 이상적이다. 요가는 단전 호흡, 릴렉스, 집중의 3요소로 구성되어 있으므로 대사를 좋게 하고 내장 기관의 기능을 활성화한다.

밖에서 베푸는 작은 선행

길에서 만난 낯선 사람에게 베푼 작은 선행이 세상을 밝게 한다. 그런데 우리는 상대가 오해할까 봐, 부끄러워서, 얼른 좋은 아이디어가 떠오르지 않아서……. 이유가 많다. 특히 우리 한국인은 모르는 타인에게 말을 거는 데 무척 어색하다. 예부터 그런 습관이 되어 있지 않기 때문이다. 하지만 지금은 아는 사람과 모르는 사람 사이의 두꺼운 벽을 부숴야 할 시점에 와 있다.

아래에 내가 잘하는 일 몇 가지를 힌트로 적는다. 누가 알겠는가. 이 작은 일이 계기가 되어 참으로 좋은 인연이 될지.

① 모르는 사람에게 가벼운 묵례를 한다.
② 무거운 짐을 든 사람을 돕는다.
③ 뒤에 선 급한 사람에게 차례를 양보한다.
④ 결혼 피로연 등에서 낯선 사람에게 내 소개를 하고 서로 인사를 한다.
⑤ 아름답다고 칭찬을 한다.
⑥ 점원이나 직원에게 감사 인사를 한다.
⑦ 운전 중 차선을 양보한다.
⑧ 가두 모금함에 기부금을 넣는다.
⑨ 자리를 양보한다.
⑩ 포옹을 자주한다.
⑪ 일하는 동료에게 차 한잔 갖다준다.
⑫ 의상이나 패션 감각을 칭찬한다.
⑬ 잘하는 직원을 보면 그 상사에게 감사 전화를 한다.

⑭ 환경미화원에게 진심 어린 감사를 드린다.
⑮ 뒤따라오는 사람을 위해 문을 잡고 기다린다.
⑯ 테이블 빈자리에 앉으라고 권한다.
⑰ 옆자리 손님에게 읽을거리를 권해본다.
⑱ 일하는 동료의 어깨를 두드려준다.
⑲ 뒷정리를 내가 한다.
⑳ 승강기에서는 말을 않거나 속삭이듯 한다.
㉑ 공중석 대화는 옆자리에 들리지 않게 한다.

작은 일들이지만 해서 좋고, 받아서 좋고, 서로에게 기분 좋은 세로토닌 – 옥시토신이 분비되는 계기를 만든다. 세상이 얼마나 밝고 편할까.

- **S-O 생활의 핵심**
  ① 태양
  ② 리드미컬 운동
  ③ 스킨십

  위에 적은 것들은 이 세 가지를 적당히 섞어서 만든 처방이다.

9장의 옥시토신 활성 기법과 10장의 세로토닌 – 옥시토신 생활은 따로 쓰기는 했지만 실생활에선 별로 다를 게 없다. 그리고 우리가 지금까지 이야기해온 모든 활성 기법은 특별히 활성이라는 말을 붙이기가 쑥스러울 정도로 우리가 일상생활에서 하고 있는 일들이다. 한 가지씩 뜯어보라. 이 모든 기법들은 특별히 기법이라고 할 것도 없고, 인류가 까마득한 옛날부터 해온 일들이다. 어느 것 하나 현대에 와서 새롭게 시작된 일은 없다. 인류 역사가 시작된 이래 자연스레 해온 일들이다.

왜냐하면 이것은 인간의 본성에 가까운 일로써 생존에 필요한 일이요, 지혜이기 때문이다. 생각해보라. 세로토닌 – 옥시토신이 요즈음 와서 생긴 것은 아니지 않은가. 예부터 그 기능은 우리 몸에 젖어 있었지만 그게 무엇인지 그 정체를 모르고 있었을 뿐이다. 인간의 지혜가 발달하면서 우리가 일상에서 하는 일들을 왜 그렇게 하게 되었는지, 그게 우리 몸에 어떤 영향을 미치는지 연구, 규명이 되었을 뿐이다.

앞에서 제시한 기법들은 어느 하나 어려운 일들이 아니다. 그렇게 하는 게 생존에, 생활에 유리하기 때문에 절로 행해져 내려온 것들이다. 문제는 현대사회에 접어

들어 이런 인간의 본성적 행위를 하지 않거나 게을리 하기 때문에 이런 책을 쓰고, 도장을 만들고, 까다로운 과학 이론까지 들먹이며 기법이라는 이름까지 붙여 이런 행위를 하자고 권하게 된 것이다.

옛날엔 이렇게 하지 않으면 불편해서 살 수도 없었고, 자칫 생존에 위협을 받을 수도 있었다. 하지만 현대의 경쟁 사회, 과학 문명, 특히 IT라는 괴물이 등장하면서 그렇게 하지 않아도 사는 데 지장이 없어졌다. 그런데 이게 오히려 손해가 될 수도 있게 된 것이다. 그렇게 되면서, 이 아름답고 행복하고 사랑이 넘치는 사회가 붕괴되기 시작한 것이다. 그러곤 사람들 입에서 불행이라는 말이 터져 나오고 미움, 질투가 만연하기 시작한 것이다.

결론은 간단하다. 이대로 더 가서는 안 된다. 이제라도 옛날 우리 조상들의 생활 속에 자연스레 되던 일을 다시 부활시키자는 것이다. 멀리 갈 것 없다. 우리에게는 아직 맑고 절제된 생활을 지켜온 선비 정신이 남아 있다. 다시 한 번 선비 정신을 되돌아보자.

에필로그

책을 써내려가면서 내가 느낀 감정은 아주 특별했다. 적잖은 책을 썼지만 이런 기분은 처음이다. 한마디로 어깨가 무거웠다. 더 써내려가기가 두렵다. 내가 이걸 어떻게 감당하려고 이런 책을 쓰지? 지금 하고 있는 일들만으로 힘에 부쳐 허덕거리는 판에 또 무슨 일을 벌이려고 그래? 그건 사실이다. 세로토닌 문화만으로 나는 그로기 상태다. 나뿐만 아니다. 우리 문화원 연구원들은 물론이고 후원해주시는 회원들 얼굴 보기에도 송구스럽다.

  솔직히 몇 번이고 집필 중단을 생각했었다. 하지만 내 마음속 무거운 채찍이 나를 가만두질 않았다. 그리곤 다시 또 붓을 들었다. 이런 일은 그전엔 없었다. 쾌적, 평화, 행복을 넘어 사랑과 믿음, 친근감으로 가득한 세상을 만들어야 한다는 당위성을 차마 외면할 순 없었다.

많은 선현들이 이 문제를 가지고 싸워왔다는 걸 우린 익히 알고 있다. 불행히 이 아름다운 운동의 큰 결실을 보지 못한 채 이미 세상을 떠난 분도 수없이 많다. 그걸 내가? 감히? 엄두도 못 낼 일이지만, 그 배경이나 내용에 뇌과학적으로 접근함으로써 쉽게 할 순 없을까 하는 생각을 했다. 그 결실이 바로 이 졸저이다. 어렵고 무거운 주제이긴 하지만 실은 그렇지도 않은 일인데, 알면서 안 되는 일을 실천하기 쉽게 풀어내려고 했다.

막상 쓰고 보니 그리 어려운 일도 아니구나 하는 생각을 하게 된 것도 사실이다. 모두가 알면서 막상 실천하기가 쉽지 않은 것 같다. 행복과 사랑, 이건 인류 역사가 시작된 이래 추구해온 낡은 덕목이다. 눈만 뜨면 그 타령이지만 막상 실천이 만만치 않다. 어려운 숙제이다. 그 난제의 비밀은 뇌 속에 있다. 뇌과학적 해석에 덧붙여 구체적인 실천 방법을 함께 적었다.

모두에게 해당되는 처방은 아닐 것이다. 그러나 몇 사람이라도 이를 실천함으로써 행복하고 사랑에 넘치는 생활을 할 수 있다면 나로선 더없는 축복이다. 이 작은 운동이 전 국민운동으로 확산되었으면 하는 생각에서 초청 강좌를 열고 지도할 수 있는 지도자 과정을 열려고 한다. 많은 호응이 있기를 바란다.

우리는 지금 거대한 근대 문명의 전환점에 서 있다. 행복과 사랑이 그 대안이다. 선비 정신을 기반으로 우리가 그 선도 역할을 해야 한다.

참고 문헌

- Takahashi Toku, *Physiology of Love* (Nova Science Publisher, 2013)
- Arita Hideho, 脳の疲れがとれる生活術: 癒しホルモン オキシトシンの秘密 (株式会社PHP研究所, 2012)
- Negoro Hideyuki, ホルモンを活かせば, 一生老化しない: 男も女も若返り, 健康になる (株式会社PHP研究所, 2014)
- David Lewis, *IMPULSE* (Random House Books, 2013)
- David Hamilton, *WHY KINDNESS IS GOOD FOR YOU* (Hay House, 2010)
- Kerstin Uvnäs Moberg, *THE OXYTOCIN FACTOR* (Natur och Kultur, 2000)
- Susan Kuchinskas, *The Chemistry of Connection: How the Oxytocin response can help you find trust, intimacy, and love* (New Harbinger Publications, Inc., 2009)

옥시토신의 힘

ⓒ 2016 이시형

초판 1쇄 인쇄일 2016년 9월 22일
초판 1쇄 발행일 2016년 9월 30일

지은이   이시형
펴낸이   정은영
편집   사태희 이미현
펴낸곳   (주)자음과모음
출판등록   2001년 11월 28일 제2001-000259호
주소   (04083) 서울시 마포구 성지길 54
전화   편집부 (02)324-2347, 경영지원부 (02)325-6047
팩스   편집부 (02)324-2348, 경영지원부 (02)2648-1311
이메일   jamoteen@jamobook.com

ISBN 978-89-544-3655-7 (14510)
      978-89-544-3664-9 (set)

이지북은 (주)자음과모음의 자기계발·경제경영·실용 브랜드입니다.

잘못된 책은 교환해드립니다.
저자와의 협의하에 인지는 붙이지 않습니다.

이 도서의 국립중앙도서관 출판예정도서목록(CIP)은 서지정보유통지원시스템 홈페이지
(http://seoji.nl.go.kr)와 국가자료공동목록시스템(http://www.nl.go.kr/kolisnet)에서
이용하실 수 있습니다.(CIP제어번호: CIP2016021543)